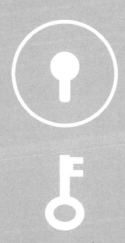

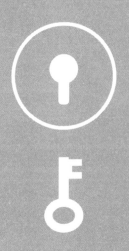

佳評如潮

「應將方醫師所描述的方式，作為一項促進健康生活的方法教給醫科生和居民，並使用於家庭醫學辦公室。」

——家庭醫學雜誌

「《糖尿病大解密》詳細探討了第 2 型糖尿病的起源。透過了解疾病的根本原因，方博士揭示了如何使用自然飲食方法而不是藥物來預防和逆轉疾病。鑑於第 2 型糖尿病在全球成人與兒童之間的大流行，這是一本重要而及時的書。強烈推薦。」

—— Mark Hyman，醫學博士，克利夫蘭功能醫學臨床中心主任
《紐約時報》暢銷書《食物：我到底應該吃什麼？》作者

「方傑森有一種天賦，可以清楚地解釋複雜的科學，並用完美的、有說服力的軼事來傳達它。」

—— Nina Teicholz，《The Big Fat Surprise》作者

「方傑森博士又做到了。方博士透過簡單、易於遵循的步驟和規則，為您提供永遠擺脫糖尿病的工具。快買這本書吧！」

—— Steven R Gundry，醫學博士
《植物悖論》的作者

「在這本了不起且充滿希望的書中，方博士會教您有關如何逆轉第 2 型糖尿病所需的一切知識。它可以改變世界。」

—— Dr. Andreas Eenfeldt，《低碳水化合物、高脂肪食品革命》作者

「憑藉豐富的科學支持，方傑森博士吹響了重新評估我們如何看待和治療糖尿病的號角。考慮到全世界大約有一半的成年人患有糖尿病或即將罹患糖尿病（糖尿病前期），這本《糖尿病大解密》是必不可少的讀物。」

—— Dr. Benjamin Bikman，楊百翰大學生理學教授

「《糖尿病大解密》毫不掩飾地揭露真相，不僅具有啟發性而且實用……藍圖清晰，讓每個人都能控制自己的血糖、健康和生活。」

—— Dr. Will Cole，科爾自然健康中心領先功能醫學從業者和高級臨床主任

「第 2 型糖尿病可以透過飲食和生活方式的正確組合來逆轉——您可以恢復健康和活力，方醫生會教你怎麼做。」

—— Amy Berger，《阿爾茨海默症解毒劑》作者

「《糖尿病大解密》這本書應該放在每個醫生的書架上。」

—— Dr. Carrie Diulus，骨科脊柱外科醫生

水晶診所脊柱健康中心醫學總監

「《糖尿病大解密》掃除了環繞第 2 型糖尿病的迷霧，並強調「對大多數人來說，它是可以預防與可逆的疾病。」」

—— Dr. Karim Khan，英國運動醫學雜誌編輯

糖尿病救星【最新修訂版】

糖尿病大解密

THE DIABETES CODE

IDMP 創始人
傑森・方 醫學博士
Jason Fung, MD ——著

劉又菘——譯

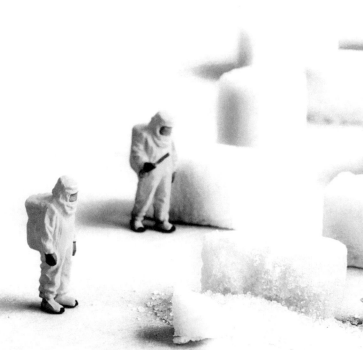

晨星出版

前言

　　僅僅一個世代的光景，糖尿病就從一種稀少病症發展成流行性疾病。這種災難性的轉變，凸顯了幾個急迫的問題：為何有這麼多人、如此突然地罹患了糖尿病？為何我們的醫療衛生當局，儘管耗費了數十億，仍無法為這種具有毀滅性的疾病，提供解釋或因應的對策？不僅如此，他們的所做所為似乎正好相反，因為他們直接放棄尋找解藥的機會，反而將這種第二型糖尿病定義為慢性、持續性惡化的疾病，並宣稱患者將承受一系列緩慢、痛苦、衰退的情況，並且提早死亡。

　　悲劇的是，全球的糖尿病機構都得出了一個共識，那就是糖尿病患者最大的希望僅是透過終生依賴藥物治療、結合醫療儀器與手術，來控制或延遲病程。他們非但不去尋求更好的營養治療，反而約有 45% 的國際醫藥與科學學會和全世界的相關協會，在 2016 年宣告昂貴且高風險的減肥手術應成為治療糖尿病的首選。其他近日被認可的觀點是一個新的減重程序，透過將一個細小的管子植入到胃中，在食物的熱量能被身體吸收之前便將其抽出，這也被某些人戲稱為「經醫學認可的暴食症（medically senctioned bulimia）」。而這些處置都外加於糖尿病患的基本治療方案：每個月將近數百美元的多種藥物治療，包括胰島素，這反而矛盾地導致體重上升。

　　這些處置糖尿病的技術都是昂貴、侵入性且對改善糖尿病本身毫無幫助——如同傑森・方醫師在書中所解釋的：「你無法透過藥物（或儀器）治療一個膳食性疾病。」

　　方醫師在書中提出了一種突破性的觀點，指出造成糖尿病的原因

是我們身體的胰島素反應身體緩慢且過度消耗醣類，而要治療這一疾病，最好、也最自然的方式就是減少對這些碳水化合物的消耗。低碳水化合物飲食現在不只被全球數百名醫生用以治療肥胖，也被75%以上的臨床試驗支持，總計已有上千人實施，包括一些為期兩年的測試，保證了這項飲食療法是安全且有效的。

值得注意的是，透過限制碳水化合物來治療糖尿病的歷史，已超過一個世紀，當時飲食療法是被視為糖尿病的標準治療對策。根據1923年來自「現代醫學之父」威廉‧奧斯勒爵士（Sir William Osler）的醫療文獻寫道，這種疾病能被定義為一種「碳水化合物的正常利用率受損」。然而很快的，當胰島素製劑變得容易取得後，這項建議被改變了，高碳水化合物的飲食標準也再次被允許。

奧斯勒的觀點從此不再復甦，直到科學記者蓋瑞‧陶布斯（Gary Taubes）在他於2007年出版的開創性著作《好卡路里，壞卡路里》（"Good Calories, Bad Calories: Fats, Carbs, and the controversial Science of Diet and Health"；《好卡路里，壞卡路里：醫師、營養專家、生酮高手都在研究的碳水化合物、脂肪的驚人真相！》）中，重新發掘並將其開發成一個「碳水化合物——胰島素」假說的全方位智能框架（comprehensive intellectual framework）。而近日的糖尿病臨床模型則是由科學家史蒂芬‧D‧芬尼（Stephen D. Phinney）與傑夫‧S‧沃列克（Jeff S. Volek），以及醫師理查德‧K‧伯恩斯坦（Richard K. Bernstein）等人所闡述。

近期在一個令人興奮的研究中，針對糖尿病的臨床試驗證據如今已明朗。在寫下這段文字時，至少有一項包括將近330位參與者的極低碳水化合物飲食療法測試正在進行。在一年內，研究者發現有將近97%的病患的胰島素用量已經減少或減半，而有58%的病患已不再被診斷為糖尿病患。換句話說，這些病人成功透過單純的限制碳水

化合物逆轉了糖尿病——這項發現應該被與標準的糖尿病照護方式對照比較，而後者 100% 肯定這種徵狀是「不可逆轉的」。

方醫師是一位充滿實踐能力的腎臟科醫師，他因推廣透過間歇斷食法控制肥胖而成名，他同時也是低碳水化合物飲食法的熱切支持者。除了他有趣而令人著迷的見解，方醫師還具有一種將複雜科學理論透過最合適的故事清楚地傳達給讀者的天賦，令人一聽便再難遺忘。比方說，用日本通勤族在尖峰時段擠進充滿各種事物的地鐵車廂，來比喻過量的葡萄糖在循環中充斥、並塞滿身上每一個細胞。這能讓我們馬上抓到重點：人體無法處理太多的葡萄糖！方醫師解釋葡萄糖與胰島素之間的關係，以及兩者的運作如何導致肥胖與糖尿病，甚至很有可能是引發其他慢性疾病的原因。

然而一個明顯的問題在於為何低碳水化合物飲食法沒有因此廣泛地被人知曉。在我寫下這篇前言的六個月前，針對肥胖的大型文章評論出現在許多主流出版品中，比如《紐約時報》、《美國科學人雜誌》與《時代雜誌》，而且在那些將近上千字的文章中，很少提到那個能解釋其中諸多內容的關鍵詞：胰島素。這種疏忽不僅令人困惑、亦是相當不幸的，這反映了實際的偏見已被一個專家社群廣為普及，而他們已為一種極為不同的治療方式背書了將近半世紀。

當然，那種治療方式，也曾主張計算卡路里和避免肥胖。最近幾年，美國當局包括美國農業部門和衛生與公共服務部門，它們也加入了美國飲食指南（dietary guideline for american）的出版以及美國心臟協會（American Heart Association），取消了「低脂」飲食的建議，但是它們仍然相信只要依賴熱量攝入與消耗（calories in, calories out）的模式，就足以解釋如何進行體重控制。雖然已有大量嚴謹的科學研究推翻了這個主張，然而這個流行性的慢性疾病，並沒有隨著

時間被遏制，反而以其吸引人的簡易性與廣泛獲得專家的支持，使它成為是一種可忍受的方式。

　　還有一項明顯的事實是，今日絕大多數的醫學協會都由製藥業與醫療器材相關公司資助，這些公司對一個透過飲食選擇來治癒疾病的療法毫無興趣。事實上，一種可以治癒疾病的飲食修正，也會結束對藥物的需求，而直接促使這些公司關門大吉。這也能夠解釋，為何近年來美國糖尿病協會年會的參與者反映彷彿身處一片由各式醫療儀器與手術介紹組成的汪洋中，幾乎完全缺乏任何有關低碳水化合物飲食法的資訊。而這項事實也能解釋，為何在兩位肥胖專科醫療主任（medical director）（其中一位於哈佛大學任職）在紐約時報上發布了一則社論，討論有關為何在 2016 年的 ADA 年會中缺乏有關飲食療法的資訊之後，ADA 親自反駁了他們的說法（shot them down）。有人會指出除了經濟利益的衝突之外，在面對這些暗示了他們過去 50 年的知識與建議都只是個錯誤的理論時，專家們所面臨的認知失調將無可避免的會壓倒他們的判斷力。事實上，不只是個錯誤：還會造成傷害。

　　正因為這是個不可磨滅的事實：精製碳水化合物（carbohydrate restruction）的成功直接指出了近幾十年來低脂、高碳水化合物的營養學建議，而這幾乎可以確定就是助長了其意圖防止的肥胖與糖尿病流行的根本原因。這是半世紀以來的公共健康教育所導致的毀滅性結果，但若我們想要對治癒這些流行性疾病抱有任何一絲希望，我們就必須接受這種可能性，去探究本書中所包含的這些另類的科學理論，往另一條全新的道路邁進——為了真理，科學，也為了讓我們更加健康。

　　　　　　　　　　　　—— 妮娜 · 泰柯茲（NINA TECHOLE）國際暢銷書作家

CONTENTS

＊＊＊＊＊＊＊

PART 1 流行疾病

2 PART 高胰島素血症和胰島素阻抗

3 PART 糖與第 2 型糖尿病的增加

4 PART 錯誤的治療第 2 型糖尿病的方式

5
PART

如何有效治療第 2 型糖尿病

序

如何治療與預防第 2 型糖尿病

　　30 年前，凡是購買類似錄影機等家電用品都會附上一本厚厚的使用說明書。上頭會懇求你「使用前請先閱讀」，然後周詳地註明設置程序和故障排除指南，並詳細描述一切可能出錯的狀況。但大多數人都會忽視這樣的使用說明書，反而直接將新產品插上插頭，並且嘗試弄清楚所有功能直到深夜。

　　直至今日，新式電子產品會附上一本簡易的使用說明書，其中只列出幾個簡單的步驟來說明如何使用你的產品。其他事項則仍會寫在一個詳細的說明手冊中，而你通常可以上網查看，但除非你需要使用更複雜的功能，否則你真的不需要去查看那些其他事項。如此一來，使用說明書便顯得更加便利有用。

　　茲於本書的這個部分為逆轉和預防第 2 型糖尿病的快速入門指南，在此將簡要介紹這種疾病：它是什麼？為什麼常規治療方法沒有效果？今天你可以做些什麼來開始有效管理你的健康？

♂ 第 2 型糖尿病完全可逆且可預防

　　多數的醫學專家認為第 2 型糖尿病是一種慢性惡化的疾病。這讓第 2 型糖尿病成為一種不可能有假釋的無期徒刑：這種疾病只會持續惡化，直到最後你將需要胰島素注射。

這其實是錯誤的觀念，而本書對患有前期糖尿病（prediabetes）或第 2 型糖尿病的人來說，是一個好消息。認識到這個觀念的謬誤就是逆轉疾病的第一步。事實上，大多數人已本能地認識到這一點了。要證明第 2 型糖尿病一直都是可逆轉的事實，其實簡單得不可思議。

假設你有一位朋友被診斷出第 2 型糖尿病，這意味著他血液中的葡萄糖濃度持續高於正常濃度。只要他努力減掉約 23 公斤，就能讓他停止服用降糖藥物，因為血液中的葡萄糖濃度已維持正常了。對此你會怎麼看他？你也許會為他喝采：「幹得好！你真的很努力照顧好自己。持續下去！」

你不會對他說：「你是個無恥的騙子。醫生說這是一種慢性惡化的疾病，所以你一定在說謊。」顯而易見，你的朋友因為減去一些重量，而使糖尿病痊癒了。這就是關鍵所在：第 2 型糖尿病是一個可以被治癒的疾病。

一直以來我們都有類似的直覺。然而僅是飲食和生活習慣的改變（不需要藥物）就能逆轉這種疾病，正是因為第 2 型糖尿病在程度上大都只是一種膳食性疾病。其中最重要的決定性因素當然是減肥。相反的，絕大多數用來治療第 2 型糖尿病的藥物都無法使體重下降。舉例來說，胰島素正是體重增加的罪魁禍首。一旦第 2 型糖尿病患者開始注射胰島素，他們往往會有一種走上不歸路的感覺。

我的糖尿病患者常常說：「醫生，你總是說體重下降是逆轉糖尿病的關鍵。但你開給我的藥卻讓我胖了約 11 公斤。這怎麼會對治療有幫助？」對於這個問題我從來無法給出一個滿意的答案，因為答案根本不存在。真相是：這些藥物對於治療並沒有幫助。治療糖尿病的關鍵在於減重。從邏輯上來說，胰島素會導致體重增加，所以它不會讓病情變好；事實上，它只會讓病情變得更糟。

既然減重是逆轉第 2 型糖尿病的關鍵，那麼藥物治療便無法帶來

幫助。我們只能假裝它們是有效的，而這也是大多數醫師認為第 2 型糖尿病是一種慢性惡化疾病的原因。我們不願面對一個難以相信的真相：藥物無法治療膳食性疾病。使用藥物來治療膳食性疾病有如拿著潛水用具去參加自行車比賽一樣徒勞無功。問題不在疾病；問題在於我們治療疾病的方式。

用來逆轉第 2 型糖尿病的原則也可以用來預防肥胖。肥胖和第 2 型糖尿病彼此是密切相關的，通常體重增加會提升患病的風險。儘管兩者的關聯性並非絕對，但是保持理想體重是預防的第一步。

許多人將第 2 型糖尿病視為現代生活中不可避免的一部分，但事實並非如此。第 2 型糖尿病的流行確實是在 1980 年代末才開始的。因此，我們只要回顧這一個世代的生活方式，便能找到可以預防絕大多數糖尿病的成因。

🔑 第 2 型糖尿病是糖分攝取過多所致

問題的根本在於：第 2 型糖尿病是胰島素過多所導致的疾病。當我們吃了太多的糖分，我們的身體就會分泌胰島素——能被理解為一種由於胰島素分泌過多：我們必須減少攝取糖分和精製碳水化合物（一種糖的形式）來降低胰島素濃度。

把你的身體想像成一個大糖碗。出生時，碗裡是空無一物的。經過幾十年之後，你吃了糖和精製的碳水化合物，而碗裡漸漸被填滿。當你下次再吃時，由於碗裡已經滿了，糖分便會從碗裡溢出。

同樣的情況也會發生在身體上。當你攝取糖分，你的身體就會分泌胰島素荷爾蒙來協助搬移糖分到你的細胞裡，用於製造能量。如果你沒有將糖分完全燃燒殆盡，那麼經過幾十年下來，你的細胞就會完全充滿糖分而無法再處理更多。等到下一次你再攝取糖分時，胰島素

便無法強迫糖分再進入你早已無法負荷的細胞，而糖分就會溢出到血液裡。因此糖分會以一種名為葡萄糖的形式流動於血液之中，如果含量過多，就成為所謂的高血糖──即第 2 型糖尿病的主要症狀。

當血液裡存有太多的葡萄糖時，胰島素似乎沒有像平常那樣將糖分轉移到細胞中。然後，我們會說身體已經產生胰島素阻抗，但這並非是胰島素的錯。主要問題在於細胞內已經充滿了葡萄糖。高血糖只是其中一個問題而已。不僅血液中充斥著葡萄糖，所有的細胞也都會含有過多的葡萄糖。第 2 型糖尿病僅僅是一種當全身葡萄糖過多時就會發生的溢出現象。

為了應付血液中過量的葡萄糖，人體會分泌更多的胰島素來克服這種抗性現象，而迫使更多葡萄糖進入溢滿的細胞以維持血糖穩定。這雖然有效，但也只是曇花一現，因為這無法解決糖分過量的問題；只是將血液中多餘的物質強制轉移到細胞中使胰島素阻抗加劇。可能導致即使有更多的胰島素，身體也無法再強迫葡萄糖進入細胞。

想想你在打包行李箱時，一開始把衣服裝進空的行李箱並不難。然而一旦行李箱裝滿了，即便要塞進最後兩件 T 恤也很難，最後你會無法關上行李箱。你可以說這像是你的行李在抵抗你的衣服一樣，就如同我們所知的細胞溢流現象。

一旦行李箱滿了，你可能只會用更大的力氣去硬塞那最後幾件衣服。但這個方法只能暫時奏效，因為你無法解決行李箱太滿的根本問題。當你想把更多的衣服塞進行李箱裡時，問題就來了──我們把上述情形稱之為「行李抗性」，而這種行為只會使情形變得更糟。比較好的解決辦法是從行李箱中拿一些衣服出來。

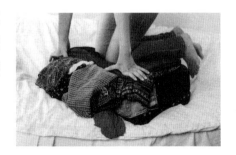

如果不去除多餘的葡萄糖，我們的身體會發生什麼事呢？首先，身體會持續增加胰島素分泌，試圖強迫更嚴重的葡萄糖進入細胞。但這只會產生更多的胰島素阻抗，進而形成一種惡性循環。當胰島素濃度無法再跟上上升的抗性時，血糖就會飆升。那時，你的醫生可能就會診斷出你罹患第 2 型糖尿病。

你的醫生會開一些如胰島素注射或名為「每福敏（metformin）」的藥物給你，藉以降低你的血糖，但這些藥物不會消除過多的葡萄糖。反之，它們只會持續把葡萄糖從血液中帶走，並強迫它們進入體內。於是葡萄糖就會被運送到其他器官，如腎臟、神經、眼睛和心臟，最終可能會產生其他問題。然而潛在的問題，仍沒有任何改變。

還記得那滿溢的糖碗嗎？到頭來它還是滿的。胰島素只會把葡萄糖從血液中搬到體內其他看不見、不該去的地方。因此，每次你進食時糖分依舊會溢出，然後注射胰島素再把糖分帶回體內。無論你認為它是一個塞滿的箱子還是一個溢滿的碗，它們的現象都一樣。

當你迫使身體接受愈多的葡萄糖，你的身體就需要克服更多的胰島素阻抗。但胰島素只會隨著細胞變得愈來愈膨脹而產生更多抗性。一旦超過了身體自然產生的胰島素的量，你會因此就用藥物來彌補，起初，你只需要一種藥物，但最後就會變成兩種接著三種，而且劑量也會更大。事實上，如果你需要服用愈來愈多的藥物來讓血糖保持在同一種濃度，那麼你的糖尿病實際上已經愈來愈嚴重了。

傳統的糖尿病治療：如何使問題變得更糟

胰島素能改善血糖值，卻也會使糖尿病惡化。因為藥物只是把血糖藏到其他已被塞滿的細胞中。看似改善了，但其實是更惡化了。

即使病人的病情是加重的，但醫生也許還會恭喜他們，給他們一種「做得很好」的假象。沒有任何藥物可以預防糖尿病惡化時，所

引起的心臟病、心臟衰竭、中風、腎衰竭、截肢和失明。「噢，這個嘛」醫生說：「這就是一種慢性惡化疾病。」

這樣的治療方式，就好比將垃圾藏在床下而不是丟棄，可以讓你假裝房子是乾淨的。然後當床底下的空間不夠時，你還可以把垃圾扔進衣櫃裡。事實上，你可以藏到任何你看不到的地方：地下室、閣樓，甚至在浴室裡……。但是如果你一直藏著垃圾，最後你會聞到非常非常糟糕的味道，因為垃圾開始腐爛了。所以，**你要的不是隱藏它，而是要扔掉它。**

如果你瞭解如何輕易地解決行李箱太滿和堆積太多垃圾的房子的問題，那麼解決過量葡萄糖導致過多胰島素的方法也就不言而喻：扔掉它！然而，第 2 型糖尿病的一般治療仍遵循隱藏葡萄糖而非消除葡萄糖的錯誤邏輯。如果我們知道血液內有過多的葡萄糖是有害的，那麼我們為何無法理解體內有過多的葡萄糖也是有害的呢？

♪ 第 2 型糖尿病影響體內的每一個器官

當過量的葡萄糖堆積在體內十幾二十年後會發生什麼事？體內每個細胞都會開始衰敗，這正好說明為什麼第 2 型糖尿病不像任何一種實質上的疾病一樣，只會影響單一器官，而是會影響每一個器官的原因。你的眼睛衰敗便會失明；你的腎臟衰敗便需要洗腎；你的心臟衰敗便會引發心臟病和心臟衰竭；你的大腦衰敗便會罹患阿茲海默症；你的肝臟衰敗便會形成脂肪肝和肝硬化；你的腿衰敗便會導致糖尿病足部潰瘍；你的神經衰敗便會罹患糖尿病神經病變（Diabetic Neuropathy）。你的身體將沒有一個地方能倖免。

一般的藥物治療無法預防器官衰竭的惡化，因為他們無助於排出

有害的糖負荷。至少有七個國家以上研究中心的隨機安慰劑對照試驗已證實，降低血糖的一般藥物治療無法減少心臟病的發生，而這也是糖尿病患者的主要死因。我們假裝這些降血糖藥物會讓人們更健康，但真相並非如此。我們忽略了一個事實：**你不能靠這些藥物來治好一種膳食性疾病。**

⚷ 第 2 型糖尿病可以不靠藥物來治癒並預防

我們一旦理解第 2 型糖尿病只是因為體內過多糖分所致，那麼其解決方法就很顯而易見了。擺脫糖分。不要把它藏起來。擺脫它吧。實際上只有兩個方法可以達成這個目標。

1. **少攝取糖分。**
2. **燃燒殘留的糖分。**

沒錯，這就是我們需要做的。最棒的是，這完全天然而且免費。不用吃藥、不用開刀、不用花錢。

Step 1　少攝取糖分

首先要消除你飲食中所有的糖分和精製碳水化合物。食物中添加的糖沒有營養價值，你可以安心地捨棄它們。複合式碳水化合物（complex carbohydrates）只是一些長鏈狀糖分和高精製的碳水化合物，例如麵粉，會被迅速消化成葡萄糖。最好的辦法是限制或不再攝取白麵粉製成的麵包和麵食，還有白米和馬鈴薯。

你應該維持適當、不過高的蛋白質攝取量。當它被消化時，肉類等膳食蛋白質會被分解成氨基酸。健康需要足夠的蛋白質，但過多的

氨基酸無法儲存在體內，而肝臟會將其轉化為葡萄糖。因此，吃太多的蛋白質會給身體增加糖分，所以你應該避免高度加工、濃縮的蛋白質來源，如蛋白質奶昔，蛋白質棒和蛋白質粉。

那麼膳食性脂肪呢？酪梨、堅果和橄欖油裡的天然脂肪是地中海式飲食的主要成分，對血糖或胰島素的影響很小，眾所皆知對心臟病和糖尿病也有正面的助益。蛋類和奶油也是天然脂肪的良好來源。膳食性膽固醇通常來自這些食物，而且已被證實對人體無害。攝取膳食性脂肪不會使你罹患第 2 型糖尿病和心臟病，它還能幫助你即使不攝取糖分也能產生飽腹感。

為了減少吃進體內的糖分，你要堅持攝取完整、天然、無加工的食品。為了降低飲食中的精製碳水化合物，你要攝取適量的蛋白質和大量的天然脂肪。

Step 2　燃燒殘留的糖分

運動（肌力訓練和有氧訓練）有益於第 2 型糖尿病，但其在疾病治癒上卻遠不如飲食的干預。而斷食是迫使身體燃燒糖分最簡單、且最可靠的方法。

斷食只不過是進食的相反面：如果你不吃東西，你就是在斷食了。當你吃東西時，身體會囤積食物熱量：當你斷食時，身體便會燃燒食物來產生熱量，而葡萄糖是其中最容易使用的熱量來源。因此，如果你加長斷食的時間，你便能將囤積的糖分燃燒殆盡。

儘管這聽起來也許很痛苦，但斷食其實是目前已知最古老的飲食療法，並且在整個人類歷史上一直沒有出現問題。而如果你正在服用

處方藥，那麼你應該先尋求醫生的建議。但至少我們可以確定：

如果你不吃東西，你的血糖會下降嗎？當然會。

如果你不吃東西，你的體重會下降嗎？當然會。

那麼我實在看不出還有什麼問題？

為了燃燒糖分，每週進行 2 ～ 3 次 24 小時的斷食是常見的斷食方式。另一個常見的方式為每週進行 5 ～ 6 次 16 小時的斷食。

扭轉第 2 型糖尿病的祕密就在我們的掌握之中。你需要的只是保有一個開放的心態去接受一個新的方式，並勇於挑戰傳統的智慧。當你有基本的了解之後便能準備開始進行。不過如果要真正理解為什麼第 2 型糖尿病是一種流行疾病，以及如何有效管理自己的健康，請繼續閱讀下去。祝你好運。

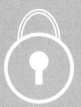

PART ONE

流行疾病
The Epidemic

第 2 型糖尿病如何變成流行疾病

2016 年，世界衛生組織（WHO）發布了第一份糖尿病全球報告，消息並不樂觀。糖尿病是一場無情的災難。自 80 年代以來——僅僅一個世代，世界各地罹患糖尿病的人數成長了 4 倍。這種古老的疾病是如何突然地在 21 世紀成為瘟疫的呢？

關於糖尿病的簡史

糖尿病已經存在數千年之久。西元前 1550 年左右寫的古埃及醫學文本《埃伯斯草紙醫典》（*Ebers Papyrus*）首先描述了「尿液過度排空」[1]的情況。大約在同一時間，古代印度教著作中也討論到一種名為「甜尿病」（madhumeha）的疾病，這個詞的意思是「蜂蜜尿」（honey urine）。[2] 患者大多是幼童，症狀是突然地體重下降，而且無法阻擋。為阻止疾病不成功且僅有的作法就是持續的餵食病患，染上這種疾病幾乎是致命而無可倖免一死。令人驚異的是，病患的尿液會甜膩得足以引來螞蟻。

在西元前 250 年，希臘醫生孟菲斯之阿波羅尼奧斯（Apollonius of Memphis）曾將這種病狀稱為「diabetes」，這本身只意味著過度的排尿。1675 年，湯馬斯・威利斯（Thomas Willis）添加了

「mellitus」這個詞，意指「來自蜂蜜」（from honey）。這個描述將糖尿病從另一種名為「尿崩症」（diabetes insipidus）的罕見疾病中被區分出來。常因創傷性大腦損傷而引起的尿崩症也是以排尿過多為特徵，但其尿並無甜味。「insipidus」的意思是「平淡無奇」。

一般來說，非特異性的多尿性疾病就是指糖尿病，因為它遠比尿崩症更為普遍常見。本書所稱之「diabetes」指的就是「diabetes mellitus」，這裡將不會再對尿崩症進行進一步的討論。

在西元 1 世紀時，希臘醫生阿瑞蒂亞斯（Aretaeus of Cappadocia）為第 1 型糖尿病撰寫了一段經典的描述：「肉體與四肢皆溶於尿」（melting down of flesh and limbs into urine）。這個說法掌握了糖尿病在無治療情況下的基本特性：過多的尿液製造會導致所有組織日漸衰弱。不論患者怎麼吃都無法增加體重。阿瑞蒂亞斯進一步說：「生命（罹患糖尿病）是短暫、令人厭惡和痛苦的」，因為沒有有效的治療。一旦罹患，就註定會走向死亡。

過去，品嘗患者的尿液是否帶有甜味是糖尿病的典型診斷測試（嗯……）。在 1766 年時，英國醫生馬修·道布森（Matthew Dobson，1732～1784）確定了糖分是引起這種甜味特徵的物質。不僅在尿液中，在血液中也發現了甜味，因此對糖尿病的認識逐漸有所進展，但是解決方案仍然遙遙無期。

1797 年蘇格蘭的軍事外科醫生約翰·羅洛（John Rollo）成為首位提出帶有一絲成功的合理期望的糖尿病治療方式。他觀察到一名採取全肉飲食的糖尿病患的疾病獲得了實質性進步。鑑於糖尿病慣有的嚴重惡化病程，這種方法是一種突破。這種極低碳水化合物飲食是史上最早的糖尿病治療方法。

相反地，法國醫生皮埃爾·皮奧里（Pierre Piorry，1794～1879）建議糖尿病患者食用大量的糖來代替他們尿中所失的物質。雖

然這邏輯在當時似乎是合理的，但這並非是個成功的策略。一位糖尿病同事不幸地遵循這個建議而致死，現在來看這段歷史，皮奧里博士成了貽笑大方的錯誤示範。[3] 然而，這個結果預示著今天在糖尿病治療上的陰暗面：我們以高碳水化合物飲食這種極為無效的建議來治療第 2 型糖尿病。

阿波利奈爾・鮑查德（Apollinaire Bouchardat，1806～1886）有時被稱為「現代糖尿病的奠基者」，他根據 1870 年普法戰爭期間的周期性飢餓減少尿糖的觀察建立了自己的飲食治療。他的著作《尿糖與糖尿病》（De la Glycosurie ou diabete sucre）提出了全面性的飲食策略，禁止所有含有高糖和高澱粉的食物。

1889 年，約瑟夫・馮・梅林（Joseph von Mering）和奧斯卡・明科夫斯基（Oskar Minkowski）博士在史特拉斯堡大學（University of Strasbourg）實驗中摘除一隻狗的胰臟（胃和腸之間的逗號形器官）。狗開始變得頻尿，梅林博士敏銳地認為這是糖尿病的潛在症狀。檢測其尿液證實了尿液中的高糖含量。

1910 年，愛德華・沙比－謝弗爵士（Sir Edward Sharpey-Schafer）有時被視為內分泌學的創始者（荷爾蒙的研究），提出單一荷爾蒙（他稱之為胰島素）的不足是造成糖尿病的原因。胰島素這個詞來自拉丁語「insula」，其意為「島嶼」，因為這種荷爾蒙是由胰臟中名為「蘭格爾翰斯島（islets of Langerhans）」的細胞所產生的。（譯註：1869 年由德國病理學家保羅・蘭格爾翰斯 Paul・Langerhans 所發現，另稱為「胰島」，其為胰臟裡的島狀細胞團是由一群分泌荷爾蒙的細胞所組成。）

進入二十世紀之際，美國著名醫生弗雷德里克・麥迪遜・艾倫（Frederick Madison Allen，1879～1964）和埃利奧特・喬斯林（Elliott Joslin，1869～1962）因為缺乏其他有用的治療手段而成為

強化糖尿病膳食管理的強力支持者。

艾倫博士認為糖尿病是一種胰臟過度使用而不能滿足過度飲食需求的疾病。[4] 為了要讓胰臟休息，他製訂出極低熱量攝取（每天 1000 卡路里）的「艾倫飢餓治療」，其碳水化合物攝取量也非常受限（每天小於 10 公克）。患者入院後從上午 7 點到晚上 7 點每 2 小時只飲用 1 次威士忌和黑咖啡。這個療程會持續進行直到糖分從尿液中消失，但為什麼會使用威士忌呢？其實飲用威士忌並無特別療效，只是為了「讓病人在飢餓的狀態下不至於太過難過」。[5]

其中一些患者的反應與之前所見不同。他們幾乎可以說是奇蹟似地立即有所改善。但其他患者卻肌餓致死了，這則被委婉地視為「營養不足」。

因為缺乏對第 1 型和第 2 型糖尿病之間差異的理解，所以嚴重阻礙了艾倫治療的有效性。第 1 型糖尿病患者通常體重明顯偏低，而第 2 型糖尿病患者多為體重過重的成人，這種極低卡路里飲食對於營養不良的第 1 型糖尿病患者可能是致命的（更多關於這兩種糖尿病之間的差異請參閱第 2 章）。排除那些不論是否接受治療都會死亡的第 1 型糖尿病患，這個方案並不像最初看起來那般悲慘。艾倫的批評者貶低他的治療為飢餓飲食，但這仍被廣泛認為是最好的療法、飲食方式，直到 1921 年發現了胰島素。

埃利奧特·喬斯林博士在哈佛醫學院獲得醫學學位後，於 1898 年在波士頓開業，成為第一位專門治療糖尿病的美國醫生。哈佛大學以他命名的「喬斯林糖尿病中心」仍然被認為是世界上最重要的糖尿病研究機構之一，喬斯林所撰寫的教科書《糖尿病的治療》被認為是糖尿病照護的聖經。喬斯林本人可能是歷史上最著名的糖尿病專家。

儘管喬斯林博士失去了許多糖尿病患者，但他也藉由艾倫醫師的治療法拯救了許多患者。在 1916 年，他寫道：「暫時處於營養不良

對糖尿病的治療是有幫助的，在這兩年的禁食經驗之後，所有患者都會認識到這一點。」[6] 他認為所有患者的改善都是如此明顯，甚至不需要進行研究來證明。

🎘 世紀大發現

1921 年，弗雷德里克・班廷（Frederick Banting）、查爾斯・貝斯特（Charles Best）和約翰・麥克勞德（John Macleod）於多倫多大學突破性地發現：他們可以從乳牛的胰臟中分離出胰島素，並於 1922 年與詹姆斯・科里普（James Collip）一起找到了一種萃取方法，首次將萃取足量的胰島素使用於患者身上！[7] 這位患者是一位十四歲的男孩倫納德・湯普森（Leonard Thompson）。他在接受胰島素注射之前，體重僅約 30 公斤。注射後，他的症狀和病兆迅速消失，很快就恢復正常體重。他們迅速治療了 6 位患者並同樣獲得驚人的成功。10 歲患者的平均壽命從大約 16 個月 [8] 增加到 35 年！

禮來公司（Eli Lilly）（譯註：禮來公司是一家總部設在美國印第安納波利斯的全球性製藥公司。）與多倫多大學合作，商業化開發這種革命性的新藥「胰島素」。這個專利是免費提供的，所以全世界都可以從這個世紀醫學發現中受益。1923 年，25000 名患者陸續接受胰島素注射治療，班廷和麥克勞德獲得了諾貝爾生理醫學獎。

好事隨之而來。隨著胰島素的重大發現，人們普遍認為糖尿病終於得到治癒。英國生物化學家弗雷德里克・桑格（Frederick Sanger）確定了人類胰島素的分子結構，以此贏得了 1958 年的諾貝爾化學獎，並為胰島素的生物合成與商業化生產做好準備。上個世紀的飲食療法因胰島素的發現而相形見絀，基本上成為普遍撻伐的對象。不幸的是，糖尿病的故事並未就此結束。

不久後，又有另一種糖尿病類型被證實。1936 年，哈羅德·珀西瓦爾·希姆斯沃斯爵士（Sir Harold Percival Himsworth，1905 ～ 1993）根據胰島素敏感性對糖尿病患者進行分類。[9] 他注意到一些患者對胰島素的作用非常敏感，但其他患者卻沒有。對胰島素敏感組施以胰島素並沒有獲得預期的效果：胰島素似乎無法有效降低血糖。1948 年，喬斯林推測，許多人因為胰島素阻抗而罹患了不明類型的糖尿病。[10]

1959 年，糖尿病的兩種類型被正式承認：第 1 型糖尿病或稱為胰島素依賴型糖尿病（insulin-dependent diabetes）以及第 2 型糖尿病，或稱為非胰島素依賴型糖尿病（non-insulin dependent diabetes）。不過這些名稱並不完全精準，因為仍有許多第 2 型糖尿病患者被開處胰島素藥物。2003 年，已經不再使用「胰島素依賴型」和「非胰島素依賴型」的名稱，只留下第 1 型和第 2 型糖尿病的名稱。

此外，青少年糖尿病（juvenile diabetes）和成人糖尿病（adult-onset diabetes）的名稱也出現了，藉以強調患者發病時典型的年齡區別。然而，第 1 型糖尿病在成年人中愈來愈普遍，而第 2 型糖尿病也逐漸常發於兒童身上，所以後來就不再使用這種分類方式了。

造成糖尿病流行的根源

1950 年代，看似健康的美國人卻愈來愈常罹患心臟病。所有精彩的故事中必定會有一個反派角色，而膳食性脂肪很快就被賦予這個角色。膳食性脂肪被誤認為會增加血液中的膽固醇濃度，導致心臟疾病。因此醫師們開始主張低脂飲食並妖魔化膳食性脂肪。雖然我們當時都覺得沒有什麼問題，因為膳食性脂肪和碳水化合物都是產生飽足

感的來源，所以限制膳食性脂肪便意味著在飲食中的碳水化合物攝取量會增加。然而在已開發國家中，這些碳水化合物往往是經過高度精製的。

1968 年，美國政府成立了一個委員會，研究全國的飢餓和營養不良問題，並就這些問題提出解決辦法。1977 年發布了一份名為《美國飲食指南（Dietary Goals for the United States）》的報告，並在 1980 年催生了《美國人飲食指南 (Dietary Guidelines for Americans)》。這些指南含括幾個具體的飲食目標，例如提高飲食中碳水化合物的攝取為 55 ～ 60％，並將脂肪攝取量從大約 40％ 的卡路里降低到 30％。

雖然低脂飲食原本是為了降低心臟病和中風的風險，但最近的證據駁斥了心血管疾病和膳食性脂肪之間的關聯。許多高脂食物，如酪梨、堅果和橄欖油含有現今被認為有益心臟健康的單元及多元不飽和脂肪（mono- and polyunsaturated fats）。（2016 年發布的美國最新飲食指南已經取消了對健康飲食中膳食性脂肪的全部限制。[11]）

同樣地，自然飽和脂肪與心臟病之間的關聯也已被證明是錯誤的。[12] 雖然人工飽和脂肪（如反式脂肪）被普遍認為是有害的，但同樣的道理並不適用於肉類和乳製品，如奶油，奶酪和起士中所發現的天然脂肪，這些食品有始以來早已成為人類飲食的一部分。

事實證明，這種新式、未經證實的低脂肪與高碳水化合物飲食對體重的影響不如預期：肥胖的速度急劇上升，而且完全煞不住車。

1980 年的飲食指南製造出一種有害的飲食金字塔，使其擁有名非其實的光環。毫無科學證據地讓過去「使人發胖」的碳水化合物重生為一種健康的全麥食物。在飲食金字塔上的基本飲食選擇要求我們要每天攝取碳水化合物，而其中包括麵包、義大利麵和馬鈴薯。這些都是過去我們為了維持苗條身材所避免的精製食物。它們也是促使血

糖和胰島素升高的食物。

圖表 1.1. 「飲食金字塔」引入美國之後的肥胖趨勢[13]

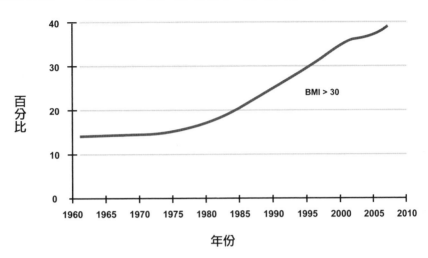

如圖 1.1 所示，肥胖趨勢立即增加。10 年後，如圖 1.2 所示，
罹患糖尿病的人口開始無可避免地上升了。年齡調整後盛行率（age-adjusted prevalence rate）仍然急劇上升。1980 年，全世界估計有 1.08
億人患有糖尿病。到 2014 年，這個數字已經增長到了 4.22 億。[14] 更
令人關注的是這樣的成長趨勢似乎沒有盡頭。

♂ 二十一世紀之疫

不論男女、年齡、種族、民族、教育程度，糖尿病的病患都有明
顯的增加。第 2 型糖尿病的罹患族群愈來愈年輕。過去只會有第 1 型
糖尿病患者就診的小兒科診所，現在卻滿是罹患第 2 型糖尿病的肥胖
青少年。[15]

儘管世界上將近 80％的成年糖尿病患者生活在發展中國家，但

這不僅僅是北美洲的流行病，而是一種擴及全球的現象。[17]世界低收入和中等收入國家的糖尿病發病率上升速度是最快的。在日本，新發病患者中有80%為第2型糖尿病。

圖表 1.2. 美國糖尿病患病的飆增 [16]

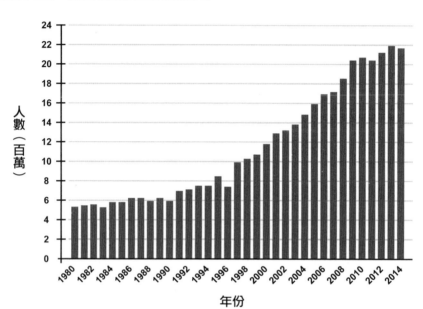

而在中國，糖尿病更是一場大災難。2013 年，估計有 11.6％的中國成年人患有第 2 型糖尿病，甚至超越了長年來皆處於榜首的美國（11.3％）。[18]自 2007 年以來，有 2200 萬中國人（接近澳大利亞人口數）被診斷為糖尿病。有鑑於 1980 年當時只有 1％的中國人患有第 2 型糖尿病，如今這個數字更是令人震驚。糖尿病的發病率在短短一個世代裡驚人地上升了 1160％。據國際糖尿病聯盟（International Diabetes Federation）估計，到 2040 年，全世界預期每 10 名成人將有 1 人罹患糖尿病。[19]

這個問題並非微不足道。在美國，有 14.3％的成年人罹患第 2 型

糖尿病，而總人口數約 38% 有前期糖尿病，兩項數據總計 52.3%。這表示美國有史以來患病人數首次超過未患病者的數量。前期糖尿病和糖尿病是新的常態。更糟糕的是，第 2 型糖尿病的患病率在短短 40 年內就有如此成長，並明確指出這不能歸咎於遺傳疾病或正常衰老過程的一部分，而是生活方式出了問題。

據估計，2012 年，糖尿病在美國消耗的直接醫療成本和生產力損失為 2450 億美元。[20] 治療糖尿病及其併發症的醫療費用是治療非糖尿病患者的 2 到 5 倍。世界衛生組織估計，全世界每年有 15% 的衛生預算花在糖尿病相關疾病上。這些數字可能會讓整個國家破產。

高昂的經濟和社會成本，遽增的患病率以及漸趨年輕化的發病年齡使得肥胖症和第 2 型糖尿病成為本世紀的流行疾病。令人諷刺的是，儘管醫學知識和技術進步迅速，但現在的糖尿病疫情造成的問題卻比 1816 年更為嚴重。[21]

在 1800 年代，以第 1 型糖尿病為多。雖然幾乎都是致命的疾病，但卻是相當罕見的疾病。快轉到 2016 年，當時第 1 型糖尿病占全部病例的 10% 不到，以第 2 型糖尿病為多，儘管其具有地方區別性，但發病率仍在增長。幾乎所有的第 2 型糖尿病患者都過重或肥胖的現象，並且會患有與糖尿病相關的併發症。雖然胰島素和其他現代藥物可以有效控制血糖，但單靠降低血糖並不能預防糖尿病併發症，包括心臟病、中風和癌症等導致死亡的因素。

這使我們明白：這個擴散全球且為世界上最古老之一的疾病是一顆威力強大的炸彈。即便其他所有疾病，從天花到流感，結核病到愛滋病，都隨著時間的推移而受到控制，但糖尿病等相關疾病卻以驚人的速度在增長。

然而問題卻尚未解決：為什麼？為什麼我們無法阻止第 2 型糖尿病疫情的蔓延？為什麼我們無法阻止糖尿病侵害我們的孩子？為什麼

我們無法阻止第 2 型糖尿病在我們的體內肆無忌憚地破壞？為什麼我們無法預防心臟病、中風、盲眼、腎臟疾病和隨之而來的截肢？自糖尿病被發現以來已經過三千多年，為什麼我們卻仍對它束手無策？

　　答案是：我們已經從根本上誤解了這個被稱為第 2 型糖尿病的疾病。為了設計出有成功機會的合理治療，我們必須重新開始。我們必須了解疾病的根源，從醫學術語而言，即病原（aetiology）。第 2 型糖尿病的病原是什麼呢？一旦我們明白了，我們就可以起步了。讓我們開始這一切吧。

第 1 型和第 2 型糖尿病之間的差異

　　糖尿病是以慢性血糖升高或高血糖症（hyperglycemia）為特徵的一系列新陳代謝紊亂。高血糖症這個單字的字首「hyper」意指「過度」，而字尾的「emia」意指「血液中」，所以這個詞的字面意思是「血液中的葡萄糖過多」。

　　糖尿病分為四大類：第 1 型、第 2 型、妊娠糖尿病（Gestational diabetes，與懷孕相關的高血糖症狀）以及其他特定類型。[1]迄今以第 2 型糖尿病最常見，大約占總病例的 90％。妊娠糖尿病依其定義而言並非一種慢性疾病，不過它會增加將來發生第 2 型糖尿病的風險。如果高血糖症在生產後仍持續，就必須被重新分類為第 1 型、第 2 型或其他特定類型。圖表 2.1 中列出的其他特定類型的糖尿病並不多見。因此，本書之後將不再討論這些類型的糖尿病或妊娠糖尿病。

圖表 2.1　糖尿病的分類

第 1 型糖尿病
第 2 型糖尿病
妊娠糖尿病
其他特定類型： 基因缺陷、胰腺疾病、化學或藥物導致、感染、內分泌失調

🔑 糖尿病的症狀

高血糖症或高血糖是所有糖尿病類型的共同特徵。當血糖濃度高於腎臟再吸收葡萄糖的能力（腎閾值）時，它會溢出到尿液中，造成頻繁、過度的排尿和嚴重的口渴。葡萄糖的慢性損失可能導致體重快速下降，並刺激食慾。

因此糖尿病最典型的症狀包括

▲ 經常口渴

▲ 頻尿

▲ 不明原因的體重快速下降

▲ 儘管體重下降還是常處於飢餓狀態

▲ 疲勞

這些高血糖症的症狀常見於所有類型的糖尿病，但是它們更常發生在第 1 型糖尿病，因為第 2 型糖尿病的發病通常是非常緩慢的。如今，在患者出現症狀之前，只要經過常規血液檢測便能診斷出是否罹患第 2 型糖尿病。

在一些嚴重的病例中，患者（尤其是第 1 型糖尿病）可能會出現糖尿病酮酸中毒（Diabetic ketoacidosis）。胰島素的嚴重缺乏導致血液中的酸性物質升高至危險的程度。其症狀包括意識恍惚、呼吸急促、腹部疼痛，帶有水果味道的口氣和意識喪失。這是一個緊急萬分的情況，需要立即用胰島素治療。

嚴重的第 2 型糖尿病患者可能伴隨非酮酸性高滲透性症候群（hyperosmolar non-ketotic syndrome）。高血糖促使過度排尿，導致嚴重的脫水、癲癇、昏迷，甚至死亡。由於第 2 型糖尿病患者的胰島素濃度處於正常偏高，所以不會發生酮酸中毒。

⚘ 診斷糖尿病

糖尿病可以透過兩種血液測試之一來進行診斷：糖化血紅素（Hemoglobin A1 C，通常縮寫為 A1C）或血糖檢測。美國糖尿病協會（American Diabetes Association）自 2009 年以來認定為診斷標準的糖化血紅素（A1C）是糖尿病最方便的篩查試驗，因為受檢人不需要禁食，因此可以在一天中的任何時間進行。

糖化血紅素

血紅素（Hemoglobin）是紅血球中所發現的一種蛋白質，它會將氧氣攜帶到整個身體。在紅血球平均三個月的壽命期間，葡萄糖分子會與血紅蛋白結合，其濃度則和血糖濃度成正比。附著在血紅蛋白上的葡萄糖量可以透過一種名為糖化血紅素（A1C）簡易血液檢測來測量。因此，糖化血紅素能夠反映三個月內人體的平均血糖濃度。

在北美洲，糖化血紅素是以百分比來表示的，而在英國和澳洲則是以摩爾濃度單位（mmol / mol）表示。美國糖尿病協會將 A1C 濃度定義為小於或等於 5.7％為正常。高於 6.5％則被認為是糖尿病（見圖表 2.2）。

圖表 2.2　根據 A1C 血糖濃度分類糖尿病和前期糖尿病

A1C	分類
＜ 5.7%	正常
5.7% ～ 6.4%	前期糖尿病
＞ 6.5%	糖尿病

前期糖尿病屬於中間階段，血糖濃度異常地高，但還不足以被視為糖尿病。這表示將來有極高風險進展為成熟的第 2 型糖尿病。一位 A1C 基準為 6.0 ～ 6.5％（42 ～ 48 mmol / mol）的患者，評估其在 5 年內發展為糖尿病的風險為 25 ～ 50％。這個數值比一位 A1C 在 5.0％（31 mmol / mol）的一般人高出 20 倍。[2]

血糖

第二項能診斷糖尿病的檢測為血糖檢測，也就是常見的血糖（blood sugar）或血漿葡萄糖（plasma glucose）檢測。其檢測方式為使用空腹血糖試驗（fasting blood sugar test）或口服葡萄糖耐量試驗（OGTT）來測量。

空腹血糖測試會要求患者至少禁食 8 小時。接著採集血液樣本並測量血液中的葡萄糖量。若濃度高於 7.0mmol / L（或 126mg / dL）就會被認定為糖尿病。口服葡萄糖耐量試驗會要求患者攝入 75 克葡萄糖的標準測試劑量。2 小時後採集血液樣本並測定血液中的葡萄糖量。高於 11.1 mmol / L（或 200 mg / dL）的濃度會被認定為糖尿病。

由於其簡易及方便性，A1C 檢測大致取代空腹血糖試驗和口服葡萄糖耐量試驗來作為診斷依據，但所有檢測都被認為是準確且可接受的。糖尿病偶爾會使用隨機血糖試驗來診斷。其為隨機抽取血液樣本並測量血液中葡萄糖的量。如果伴隨其他症狀，其濃度高於 11.1 mmol / L（或 200 mg / dL）就會被認為是糖尿病。

圖表 2.3　糖尿病的診斷標準

空腹血糖試驗數值 > 7.0 mmol / L（126 mg / dL）
口服葡萄糖並於 2 小時後檢測之血糖值 > 11.1 mmol / L（200 mg / dL）
A1C 數值 > 6.5%（48 mmol/mol）
伴有高血糖症狀的隨機血糖試驗數值 > 11.1 mmol / L（200 mg / dL）

　　無論何時，在血液中循環的葡萄糖總量其實極其微少，約只有 1 茶匙的量。葡萄糖不會在血液中自由浮動，因為大部分的葡萄糖都存在於身體細胞裡。

　　荷爾蒙會滴水不漏地控制我們的血糖，以免血糖過高或過低。即使吃了大量的糖，由於各種荷爾蒙的協調作用，血糖濃度仍會保持在非常緊縮的控制範圍內。當葡萄糖藉由腸道吸收進入血液時，胰臟內的胰島細胞便會分泌胰島素。胰島素允許一部分葡萄糖作為能量的燃料進入細胞，其它的葡萄糖則儲存在肝臟以備不時之需，這使我們的血糖值不會超過正常範圍。

造成第 1 型糖尿病的原因

　　第 1 型糖尿病過去被稱為青少年糖尿病，因為其通常發病於孩童期。然而，雖然有四分之三的確診病例是 18 歲以下的患者，第一型糖尿病仍可能出現在任何年齡階段。第 1 型糖尿病的全球發病率近幾十年來莫名地不斷上升，在美國每年以 5.3％的速度增長。[3] 在歐洲，按目前的比率，新發生的第 1 型糖尿病病例在 2005 年到 2030 年之間將翻倍成長。

　　第 1 型糖尿病是一種自體免疫疾病，意指身體自我免疫系統會

損害分泌胰島素的細胞。患者的血液含有針對正常人類胰島細胞的抗體，這就是自體免疫攻擊的證據。隨著時間推移，產生胰島素的細胞持續遭受攻擊導致胰島素嚴重不足，進而演變成第 1 型糖尿病。[4]

第 1 型糖尿病具有強烈的遺傳特性（genetic predisposition），而引發自體免疫系統攻擊的主因仍然不明。季節性發病的原因可能是受某些傳染物質的影響，但目前仍無法釐清傳染物質具體有哪些。其他可能會引發病情的環境因素包括對牛奶、小麥蛋白和低維生素 D 的敏感性。第 1 型糖尿病常與其他自體免疫疾病一起發生，如葛瑞夫茲氏症（Graves' disease，影響甲狀腺）或白斑（vitiligo，影響皮膚）。

第 1 型糖尿病患者嚴重缺乏胰島素。因此，成功治療的關鍵是要能完全取代胰島素荷爾蒙缺少的功能。胰島素注射的出現顯著改善了預後，並讓患者普遍認為糖尿病被治癒了。然而，這樣的例子從未有過美好的結局。從長遠來看，第 1 型糖尿病患者出現併發症的風險高於非糖尿病患者，這種併發症幾乎會影響身體的所有器官。第 1 型糖尿病患者的預期壽命會縮短 5 至 8 年，與健康患者相比，罹患心臟病的風險會高出 10 倍以上。[5]

🔑 造成第 2 型糖尿病的原因

第 2 型糖尿病一直以來都困擾著老年人，但近幾年來全世界的孩童發病率也迅速攀高，[6] 此反映出孩童肥胖現象的增加。[7] 一家紐約市的診所報告 1990 年至 2000 年間新發生的糖尿病病例增加了 10 倍，其中有一半為第 2 型糖尿病[8]。在 2001 年，不到 3% 的新增青少年糖尿病患被診斷為第二型糖尿病。然而在短短十年之後，2011 年的數據增加至 45%。[9] 這儼然已成為一種令人震驚的流行疾病。第 2 型糖尿病的發病時間比一個品質優良的乳酪老化的時間還快，有如旋風一般

席捲而來，所到之處只有破壞。

　　總歸來說，第 2 型糖尿病占全球糖尿病病例大約 90 ～ 95％。它通常會花上好幾年的時間形成，從正常、前期糖尿病到完全成熟的第 2 型糖尿病。而且患病風險會隨著年齡增長與肥胖程度而升高。

　　第 2 型糖尿病的高血糖症是因胰島素阻抗而發生，而非如第 1 型糖尿病的胰島素缺乏所致。當研究者首次開發出胰島素測定時，他們預計第 2 型糖尿病患者會有非常低胰島素數值，但令他們驚訝的是，其胰島素濃度並不低。

　　胰島素無法降低血糖的現象被稱為胰島素阻抗。身體會透過增加胰島素分泌以維持正常的血糖值，但身體就會處於高胰島素濃度的狀態，而且這種補償作用是有極限的。當胰島素分泌無法應付增加的抗性，血糖值就會升高，最後使你被診斷為第 2 型糖尿病。

♬ 不同的病例需要不同的治療

　　第 1 型和第 2 型糖尿病是兩種極端不同的疾病，一種以非常低的胰島素濃度為特徵，另一種則以非常高的胰島素濃度為特徵。然而奇怪的是，這兩種類型的標準藥物治療方式卻是相同的。兩者皆主要針對血糖，企圖透過增加胰島素來降低血糖，儘管高濃度的血糖僅僅是疾病的症狀而不是疾病的根源。胰島素有助於第 1 型糖尿病，因為該疾病的核心問題是缺乏天然分泌的胰島素；但第 2 型糖尿病的核心問題在於胰島素阻抗，而且由於產生胰島素阻抗的原因還沒有明確的共識，因此實際上也還沒有標準與完善的治療方式。如果沒有先理解這一點，我們便沒有扭轉這種疾病的希望。這是我們的挑戰，這個事實也許看起來令人退避三舍，但卻能帶給我們一個誘人的回報：第 2 型糖尿病的治療方法。

3

糖尿病如何破壞全身機能

有別於其他所有已知的疾病，糖尿病具有破壞整個身體的特性和惡性潛能。實際上沒有哪一個器官系統能夠不受糖尿病的影響。這些併發症一般分為微血管併發症或大血管併發症。

某些器官如眼睛、腎臟和神經系統，大多得靠小血管輸送血液。小血管如果遭受破壞便會導致眼疾、慢性腎臟病和神經損害，而這些疾病也常見於長期糖尿病患者，並統稱為微血管疾病。

其他如心臟、大腦和腿部等器官，則是由大血管輸送血液。大血管一旦遭受破壞便會導致血管窄化，稱為動脈粥狀硬化斑塊（atherosclerotic plaque）。當斑塊破裂時，會引發炎症和血塊，進而導致心臟病發作、中風和腿部壞疽，這些疾病統稱為大血管疾病。

這一章節將討論糖尿病如何引起血管損傷，而人們普遍認為這只是高血糖所導致的結果，但我們將會看到事實並非如此。

除了血管疾病之外還有許多併發症，包括皮膚病、脂肪肝、感染、多囊性卵巢綜合症（Polycystic ovary syndrome）、阿茲海默症和癌症，不過，就讓我們先從小血管疾病開始吧。

⚷ 小血管併發症

視網膜病變

在美國，導致失明的主要因素就是糖尿病。[1] 視網膜病變是糖尿病最常見的併發症之一。位於眼睛後方光敏感神經層的視網膜會將「圖像」發送給大腦，而糖尿病會損害視網膜的血管，導致血液和其他液體滲漏。在常規的肉眼檢查過程中，可透過一般眼窺器檢查出這種滲漏現象。

為了應對這種損傷，身體會形成新的視網膜血管，但它們相當脆弱易裂，其結果是導致更多的出血，最終形成結痂組織。在嚴重的情況下，這種結痂組織會將視網膜抬起並拉離正常位置，導致失明。雷射治療可以透過密合或破壞新增的血管來預防視網膜病變。

美國每年大約有一萬件失明的新病例是因糖尿病視網膜病變所造成的。[2] 視網膜病變是否發病得取決於一個人罹患糖尿病的時間及其嚴重程度。[3] 大多數第 1 型糖尿病患者在 20 年內會出現一定程度的視網膜病變。第 2 型糖尿病患者在被診斷出糖尿病之前，視網膜病變的發展實際上可能已長達 7 年之久。

腎臟病變

腎臟的主要工作為淨化血液。當它們無法作用時，體內就會積聚毒素，導致厭食、體重下降以及持續性的噁心和嘔吐。如果疾病未得到治療，最終會導致昏迷和死亡。在美國，每年有超過 10 萬人被診斷出罹患慢性腎臟病，2005 年在慢性腎臟病的醫療支出已達 320 億美元。這個負擔不僅在經濟上極為龐大，在心理上亦是毀滅性的。

在美國，糖尿病腎臟疾病（腎臟病變）是末期腎臟疾病（ESRD）的主因，2005 年占所有新病例的 44％。[4] 超過 90％的腎功

能障礙患者需要洗腎，以人工方式去除血液中累積的毒素：抽出「骯髒」的血液，經過洗腎設備清除雜質，再將乾淨的血液送回身體。除非接受移植手術，否則病人為了存活就必須無限期地進行每週 3 次、一次 4 小時的洗腎過程。

圖表 3.1. 晚期腎臟疾病的調整後盛行率[5]

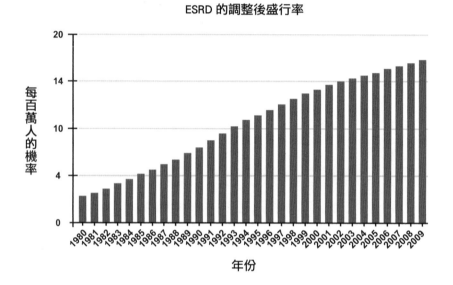

ESRD 的調整後盛行率

糖尿病腎臟疾病通常需要 15 到 25 年的發展時間，但是如同視網膜病變一樣，偶爾也會在第 2 型糖尿病之前被診斷出來。每年約有 2% 的第 2 型糖尿病患者會發生腎臟疾病。診斷後經過 10 年，有 25% 的患者會有腎臟疾病的跡象。[6]一旦發病，糖尿病腎臟疾病便會開始惡化，導致愈來愈嚴重的腎臟損害，最終患者就必須接受洗腎或移植。

神經性病變

糖尿病神經性病變會影響大約 60～70％的糖尿病患者。[7] 再說一次，糖尿病的持續時間愈長，嚴重程度愈重，神經性病變的風險就愈大。[8]

糖尿病神經性病變有許多不同的類型。一般而言，它會影響周圍神經，首先是腳，然後逐漸延伸到手和手臂，其分布像是戴手套和穿褲襪一樣，而不同類型的神經性病變會導致不同的症狀，包括：

▲ 刺痛

▲ 麻木

▲ 灼熱感

▲ 疼痛

嚴重的糖尿病神經性病變帶來的持續性疼痛會使患者衰弱，而且症狀通常會在夜晚加重。即使服用如麻醉藥物等強效止痛藥通常也沒有用。患者有時會感到完全麻木而非疼痛。詳細身體檢查顯示其觸覺、振動測試、溫度和反射反應都有明顯的喪失現象。

雖然感覺的喪失似乎無傷大雅，但實際上疼痛感可以保護我們免於破壞性創傷。例如當我們踩到自己的腳或是躺的姿勢不對時，疼痛感會告訴我們要趕緊調整姿勢，以防更嚴重的組織損傷。如果我們無法感到疼痛，很可能會一直保持有害的動作與習慣。幾年下來，傷害便會惡化，甚至變形。腳部就是一個典型的例子。顯著的神經性病變會導致關節完全損壞——名為「察高氏足病變」（Charcot foot）——可能惡化到病人無法行走的程度，甚至需要截肢。

影響大肌肉群的另一種神經性疾病稱為「糖尿病肌萎縮症」（diabetic amyotrophy），其特徵在於劇烈的疼痛和肌肉無力，尤其常見於大腿。[9]

自律神經系統控制我們無意識的身體功能，如呼吸、消化、出汗

和心率。這些神經的損傷可能導致噁心、嘔吐、便祕、腹瀉、膀胱功能障礙、勃起功能障礙和姿勢性低血壓（Orthostatic Hypotension，站立時突然出現嚴重的血壓下降）。如果心臟方面的神經受到影響，心臟病和死亡的風險就會增加。[10]

目前的治療方法無法逆轉糖尿病的神經性損傷，雖然藥物可能有助於減緩，但終究只是治標不治本。總而言之，我們只能做好預防。

🔑 大血管併發症

動脈粥狀硬化

動脈粥狀硬化是一種動脈疾病，其中脂肪物質斑塊會沉積在血管的內壁裡，引起血管變窄和硬化。這個症狀會導致心臟病、中風、周邊血管疾病（Peripheral vascular disease，PVD）等，統稱心血管疾病。而糖尿病會大幅增加動脈粥狀硬化的風險。

動脈粥狀硬化雖然很常見，但卻被誤以為是膽固醇像汙泥般積累在水管中阻塞血流所致。動脈粥狀硬化實際上是由動脈損傷所引起的，縱使損傷的確切原因仍然未知，但其促發原因有很多，包括遺傳、吸菸、糖尿病、壓力、高血壓和缺乏運動，而且在任何年齡都有可能發生。任何動脈壁的破裂都會引發炎症的連鎖反應（inflammatory cascade）：膽固醇（在身體的所有細胞中發現的類似脂肪的蠟狀物質）會滲透受損區域並使血管變窄；支撐血管組織的平滑肌會增殖；體內大量的結構性蛋白（structural protein）「膠原蛋白」也會積累。最後只會讓血管變得更窄。這種情況很難被修復，因為是血管壁長期受到損傷導致的後果。

最後的結果便是發展成斑塊，也就是我們熟知的粥狀硬化（atheroma），一個在血管壁內塞滿了膽固醇、平滑肌細胞與發炎細

胞的囊袋。它會逐漸阻礙血液流通，進而影響身體器官。如果這種粥狀斑塊破裂，便會形成血塊。血塊很容易阻塞動脈進而堵住正常的血液循環，使下游細胞缺氧，導致細胞死亡和心血管疾病。

心臟疾病

　　醫學上稱為心肌梗塞的心臟疾病是糖尿病公認最可怕的併發症。其病因為輸送到心臟的血管出現動脈粥狀硬化。突如其來的動脈阻塞使心臟嚴重缺氧，並導致部分心肌壞死。

　　1970 年代，佛明翰研究（Framingham studies）（譯註：1948 年心臟病成為美國第一號殺手。當時的美國心臟機構（NHI），也就是現在的美國心肺及血液研究機構（NHLBI）開展一項名為「佛明翰心臟研究」的計畫，目標是找出導致心血管疾病的一些共通因素和特質。自 1948 年發展至今已超過 50 年。）確定了心臟病與糖尿病之間的密切關聯。[11] 糖尿病使心血管疾病的風險增加 2 至 4 倍，與非糖尿病相比，這些併發症會發生在更年輕的年齡層。65 歲或 65 歲以上的糖尿病患者有 68％死於心臟病，有 16％死於中風。[12] 因此，降低大血管疾病的風險是目前當務之急。由心血管疾病引起的死亡和殘疾的程度比小血管疾病要高出許多倍。

　　過去 30 年來，心臟病的治療有了顯著的改善，但糖尿病患者卻沒有因此受惠。雖然非糖尿病男性的整體死亡率下降了 36.4％，但糖尿病男性僅下降了 13.1％。[13]

中風

　　中風是由供應大腦血液的大血管出現動脈粥狀硬化所致。因正常血流的突然中斷導致大腦缺氧，使大腦的局部可能壞死。而根據大腦受影響的部位不同，其產生的症狀也會有所不同，但中風的破壞性影

響實不容低估。中風是美國第三大死因，也是導致殘疾的最大原因。

　　糖尿病是導致中風的主要獨立風險因素，意味著糖尿病本身就會增加中風的罹患風險達 150 ～ 400％。[14] 大約有四分之一的新發中風病例是糖尿病患者。[15] 糖尿病每年增加 3％的風險[16]，而且其預後也會變得更糟糕。

周邊血管疾病

　　周邊血管疾病（PVD）是由供應腿部的大血管產生動脈粥狀硬化所引起的。正常血流的中斷使腿部缺乏攜氧血紅蛋白。PVD 最常見的症狀為伴隨行走而出現的疼痛或抽筋，只要休息就能得到舒緩。當血管變窄而使血液循環不良，疼痛也可能在休息時甚或在夜晚時出現。PVD 會顯著降低身體的活動能力，這可能會導致長期的殘疾。

　　血液循環不良的皮膚更容易受到損傷，而且需要更長時間才能痊癒。糖尿病患者腳部的輕微傷口或創傷可能會形成不癒合的足部潰瘍。在嚴重的情況下，這些皮膚已經壞死且露出皮下組織的區域會惡化成壞疽。因此，血液的供應將會大幅下降或完全停擺，使組織壞死，導致受傷肢體的截肢。這經常是治療慢性感染和緩解疼痛所需的最後手段。

　　糖尿病加上吸菸習慣是最嚴重的 PVD 風險因素，大約有 27％伴有 PVD 的糖尿病患者在 5 年內會逐漸惡化，而其中有 4％將需要進行截肢。[17] 伴有壞疽的患者以及那些需要截肢的患者可能將無法再行走，進而導致愈來愈多的殘疾。當四肢的功能喪失，會使身體活動能力下滑，最後導致進行性的肌肉失能。肌肉愈衰弱，身體活動能力就會愈下滑，這樣的惡性循環將會一直持續下去。

♂ 其他併發症

阿茲海默症

　　阿茲海默症是一種慢性惡化的神經退行性疾病，會導致記憶喪失、人格改變和認知問題。這是最常見的一種認知症，也是美國第六大死因。[18] 阿茲海默症也可能反映出一種無法正常使用葡萄糖的現象，也許是大腦裡某種選擇性的胰島素阻抗。由於阿茲海默症和糖尿病之間的關聯愈來愈密切，以致於許多研究者建議將阿茲海默症列為第 3 型的糖尿病。[19] 然而，這些論點已遠遠超出本書的範圍了。

癌症

　　第 2 型糖尿病會增加罹患多種常見癌症的風險，其中包括乳癌、胃癌、大腸癌（colorectal cancer）、腎臟癌和子宮內膜癌（endometrial cancer）。這可能與某些糖尿病治療藥物有關，我們會在第 10 章進一步討論。本身就患有糖尿病的癌症患者存活率，也會遠比非罹患糖尿病的癌症患者還要低。[20]

脂肪肝疾病

　　非酒精性脂肪肝疾病（non-alcoholic fatty liver disease，NAFLD）被定義為過量的脂肪儲存和積累（三酸甘油脂過多）已超過肝臟總重量 5％。這種症狀可以透過超音波檢測腹部來得知。一般血液檢測可以偵測出這種過多脂肪帶給肝臟組織傷害的狀態。此狀態被稱為非酒精性脂性肝炎（nonalcoholic steatohepatitis，NASH）目前的統計指出美國有 30％的人受到非酒精性脂肪肝疾病的影響，有 5％的美國人受到非酒精性脂性肝炎的影響；這兩者皆為肝硬化的重要原因（不可逆轉的肝臟傷害）。[21]

非酒精性脂肪肝疾病在近期發病的第 1 型糖尿病中幾乎不存在。相較之下，在第 2 型糖尿病的發病率估計高達 75％。脂肪肝的核心作用在第 7 章中會有更充分的解釋。

感染疾病

糖尿病患者更容易感染各種類型的感染性疾病，這些感染性疾病是由外來生物侵入和繁殖所引起的。他們不僅比非糖尿病的人容易感染各種類型的細菌和真菌，其作用也更為嚴重。舉例來說，糖尿病患者發生嚴重的腎臟感染的風險會增加 4 到 5 倍。[22] 而所有類型的真菌感染，包括鵝口瘡（thrush）、陰道酵母菌感染（vaginal yeast infections）、指甲的真菌感染和香港腳，在糖尿病患者中更為常見。糖尿病患者中最嚴重的感染疾病是在雙腳的感染，儘管有適當的血糖控制，在所有糖尿病患者中仍有 15％ 的人，在其一生中會出現難以癒合的足部傷口。這些傷口的感染通常要歸咎於多種微生物細菌感染，需要廣效性抗生素（broad-spectrum antibiotics）來治療。然而，周邊血管疾病（請參閱前述）所造成的血液循環不良會促使傷口癒合不良。事實上，糖尿病會使下肢截肢的風險增加 15 倍。排除事故意外的因素，其占美國截肢人數比例有 50％ 以上。據估計，糖尿病感染足部潰瘍的每一個病例皆要花費 2 萬 5 千美元以上的治療費用。[23]

有許多促發因子能增加罹患感染疾病的機率。例如高血糖可能會損害免疫系統；同樣的，血液循環不良會降低抵抗感染的白血球輸送至全身各部位的能力。

皮膚及指甲方面的症狀

許多皮膚及指甲方面的症狀都與糖尿病有關。一般來說，這些症狀在美觀上的意義大於醫療；然而，它們往往表明糖尿病的潛在嚴重

症狀，而這便需要醫療處理。

　　黑色棘皮症（Acanthosis nigricans）是由於高胰島素濃度使皮膚呈現灰黑色、柔軟且肥厚，特別容易發生在頸部和身體褶皺處。糖尿病性的皮膚疾病也被稱為脛部斑（shin spot），經常在下肢發現黑色均勻的病變部位。皮膚贅瘤（skin tags）是經常在眼瞼、頸部和腋下發現的皮膚柔軟的突起物。超過 25％ 的皮膚贅瘤患者患有糖尿病。[24]

　　指甲方面的問題也常見於糖尿病患者，尤其是真菌感染。受感染的指甲通常會呈現黃棕色、組織增厚、從甲床上分離（甲床剝離）。

勃起功能障礙

　　以社區為基礎，年齡在 39 ～ 70 歲的男性族群研究發現，陽痿的發病率在 10％ 到 50％ 之間。糖尿病是一個關鍵的風險因素，其使勃起功能障礙的風險增加 3 倍以上，患病的年齡層也會下修。糖尿病患者的血液循環不良是導致風險增加的可能原因。勃起功能障礙的罹患風險也隨著年齡和胰島素阻抗的嚴重程度而增加，估計 50 歲以上的糖尿病男性患者會有 50~60％ 發生此問題。[25]

多囊性卵巢症候群

　　荷爾蒙失調會導致某些女性的卵巢產生囊腫（良性腫塊）。此症狀稱為多囊性卵巢症候群（polycystic ovarian syndrome，PCOS），其特徵在於月經週期不規律、雄性荷爾蒙過剩和出現囊腫（通常透過超音波檢測）。多囊性卵巢症候群患者與第 2 型糖尿病患者有許多相同的特徵，其中包括肥胖、高血壓、高膽固醇和胰島素阻抗。多囊性卵巢症候群是由於胰島素阻抗升高所致 [26]，並且年輕女性會因而增加 3 到 5 倍發生第 2 型糖尿病的風險。

🔑 從根源下手而非症狀

　　儘管大多數疾病只局限於單一器官系統，但糖尿病會以多種方式影響每個器官。事實上，糖尿病也是導致失明、腎衰竭、心臟病、中風、截肢、認知症、不孕和神經損傷的主要原因。

　　但是令人困惑的是，為什麼在此疾病問世的幾個世紀後，這些問題卻變得愈來愈糟，而沒有獲得更好的結果。隨著我們愈來愈瞭解糖尿病，我們應該能預期減少更多併發症的發生，但事實上，卻事與願違。如果情況變得更糟，那麼唯一合乎邏輯的解釋是我們對第 2 型糖尿病的理解和治療存在著根本上的缺陷。

　　我們瘋狂地執著於降低血糖。然而，高血糖只不過是一種症狀，並非病原。造成第 2 型糖尿病產生高血糖的根本原因是高胰島素阻抗。直到我們解決胰島素阻抗的問題之前，第 2 型糖尿病以及所有相關併發症的疫情將持續惡化。我們需要重新開始。是什麼導致了第 2 型糖尿病？是什麼原因產生胰島素阻抗，我們該怎麼扭轉呢？顯然，肥胖扮演著一個重大的角色。我們必須從肥胖的病原開始著手。

賽蒙
（SIMON）

當 66 歲的賽蒙加入強化膳食管理計畫（IDMP）時，他的體重是約 121 公斤、腰圍 135 公分、BMI 指數 43（請參考第 51 頁 BMI 指數分級）。他罹患第 2 型糖尿病已經 8 年之久了，並且持續服用西格列汀（sitagliptin）、二甲雙胍（metformin）和格列吡嗪（glicizide）的藥物來控制他的血糖。此外，他有高血壓的病史，也因癌症而失去一顆腎臟。

我們建議他採用低碳水化合物、健康脂肪攝取的飲食方式，並建議他每週三次斷食 24 小時。在 6 個月內，他服用了一種名為「卡納格列淨」（canagliflozin）的藥物，他持續服用一段時間來幫助減肥。隔年，賽蒙的體重和血糖有顯著的改善，我們便停止這種藥物治療。從那之後他就不需要任何藥物了。

在最後一次檢查中，賽蒙的糖化血紅素 A1C 降為非糖尿病的 5.9%，2 年以來他持續減了約 20 公斤。直至今日，他對自己整體健康狀況的變化感到欣喜。他的褲子從 46 號換到 40 號，而他認為是終身疾病的第 2 型糖尿病也已經完全逆轉了。賽蒙仍持續遵循低碳水化合物飲食，以及每週進行 1 至 2 次的 24 小時斷食。

布麗姬特

（BRIDGET）

　　當我們第一次見到 62 歲的布麗姬特時，她罹患第 2 型糖尿病已有 10 年之久，並且伴有慢性腎臟病以及高血壓。她有嚴重的胰島素阻抗反應，每天需要總共 210 單位的胰島素來控制血糖。她體重約 147 公斤、腰圍 147 公分、BMI 指數 54.1。

　　她決定擺脫胰島素，開始 7 天的斷食，而且這使她感覺良好且充滿力量，以至於她還額外持續了 2 週。到第 21 天結束時，她不僅停止服用胰島素，而且完全不需要任何糖尿病藥物。為了持續減輕體重，她從持續性斷食改為每隔一天斷食 24 至 36 小時，她恢復服用達帕格列淨（dapagliflozin）來控制體重。期間，她的 A1C 是 6.8%，這個數值實際上更優於服用胰島素。

　　在開始強化膳食管理計畫之前，布麗姬特是非常軟弱無力的，甚至幾乎無法靠她的雙腳走進我的看診室。當她一開始斷食之後，她的力量明顯增強，且能輕鬆地四處行走。她的穿衣尺寸從 30 號降到 22 號。布麗姬特停用胰島素至今已經 3 年了，並且在期間持續減了約 29 公斤。她的血壓也恢復正常，並且不再服用任何藥物。

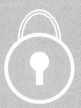

PART
TWO

高胰島素血症和胰島素阻抗
Hyperinsulinemia
and Insulin Resistance

糖胖症和卡路里

　　糖胖症（diabesity）是肥胖症和第 2 型糖尿病的統稱。就如同令人感動的「兄弟情」（bromance，「brother」與「romance」的統稱）一樣，這種統稱表達了兩件事情之間的密切關係。糖尿病與肥胖事實上並沒有什麼差異。現在聽起來還是很奇怪，醫生總無法認識到這個看似明顯且基本的關聯。

　　時間回到 1990 年，當垃圾搖滾（grunge）主導整個音樂界，霹靂腰包（fanny pack）愈來愈受中年遊客的歡迎之際，哈佛大學公共衛生學院流行病學和營養學教授沃爾特‧威利特博士（Dr. Walter Willett）發現體重增加和第 2 型糖尿病之間的關係。

　　1970 年代後期肥胖症才剛開始變得普遍，但當時的肥胖現象尚未像今日已成公共衛生的災難。所以當時第 2 型糖尿病幾乎沒有引起公眾的關注。相反地，愛滋病是當時的熱門話題，而第 2 型糖尿病和肥胖並不被認為有任何關聯。事實上，美國農業部於 1990 年發布的〈美國飲食指引建議協會報告〉（Report of the Dietary Guidelines Advisory Committee）指出，35 歲以後的體重增加是符合健康的。

　　同年，威利特博士挑戰這個傳統的觀念，並提出 18 歲之後的體重增加是第 2 型糖尿病的重要決定因素。[1] 體重增加 20 ～ 35 公斤會使第 2 型糖尿病的風險增加 11300%；超過 35 公斤則增加了 17300%

的風險！即便是低於此數值的體重增加也還是會明顯增加患病的風險。但對事物善於存疑的醫學界來說，要接受這個想法並不是件容易的事情。[2]「我們很難發表一篇文章去論述即使輕度超重也會大幅增加糖尿病的風險。」威利特回憶道：「他們並不相信。」

BMI 指數：肥胖與糖尿病

BMI 指數（body mass index）用以衡量肥胖程度，計算公式如下：

BMI 指數＝體重（公斤）÷（身高（公尺））[2]

BMI 指數大於或等於 25.0 即為過重，而 BMI 指數位於 18.5 到 24.9 之間則在健康的範圍。

圖表 4.1. BMI 指數分級

BMI 指數	分級
＜ 18.5	過輕
18.5 ～ 24.9	正常
25.0 ～ 29.9	超重
30.0 ～ 34.9	肥胖
35.0 ～ 39.9	嚴重超重
＞ 40.0	極度超重

然而，BMI 指數在 23 ～ 23.9 的女性會比 BMI 指數低於 22 的女性高出 360％的機率發展成第 2 型糖尿病，這令人更為驚訝的是 23.9 的 BMI 指數仍被認為位於正常的體重範圍內。

到了 1995 年，研究人員已經確定，僅 5.0 ～ 7.9 公斤的體重增

加就會使第 2 型糖尿病的風險增加了 90％，體重增加 8.0 ～ 10.9 公斤就會增加 270％的風險。[3] 相反地，體重下降便降低超過 50％的風險。這項結果確立體重增加與第 2 型糖尿病之間的密切關係。但更險惡的是，這種超重也會顯著增加死亡的風險。[4]

有更多的佐證很快就出現了。哈佛大學公共衛生學院的弗蘭克・斯佩澤（Frank Speizer）博士於 1976 年首度建立了「護士健康研究」（Nurses' Health Study，NHS）。這項長期的流行病學研究是針對心血管疾病和癌症危險因素的最大研究調查之一，其中包括波士頓附近地區的 121,700 名女護士。

威利特博士繼續進行第二次護士健康研究（Nurses' Health Study ll，NHS ll），此次研究自 1989 年以來每兩年收集 116,000 名女護士的數據。在研究開始時，所有參與者都相對健康，但隨著時間的推移，許多人開始罹患慢性疾病如糖尿病和心臟病。透過審查收集到的數據，他腦中開始浮現一些關於這些疾病風險因素的想法。在 2001 年，威利特博士[5] 再次表明，發展第 2 型糖尿病的最大風險因素就是肥胖。

升糖指數：飲食與糖尿病

第二次護士健康研究揭示生活方式的改變也是重要的環節。維持理想的體重、維持規律運動習慣、不吸菸並採取健康的飲食方式，第 2 型糖尿病的預防率便能達到 91％。然而有一個重要卻難解的問題是：何謂「健康」的飲食？威利特博士將其定義為穀類纖維含量高、多元不飽和脂肪（polyunsaturated fat）含量高、反式脂肪含量低、升糖負荷低的飲食方式。

碳水化合物會在消化過程中被分解成葡萄糖。升糖指數可以檢測

在攝入 50 克含碳水化合物食物後的血糖升高狀態。然而，標準的飲食中所含碳水化合物的量各有差異。舉例來說，一份標準攝取量的水果可能只有不到 50 公克的碳水化合物，而一份糕餅卻可能含有更多的碳水化合物。升糖負荷會透過將食物的升糖指數乘以該食物標準分量的碳水化合物公克數來改進這個飲食標準。

一般而言，高糖分和精製碳水化合物的食物，其升糖負荷便高。膳食性脂肪和蛋白質因為只會使血糖些微升高，所以其升糖負荷則會最小值。相較於世界上所有醫療機構建議的低脂飲食而言，威利特博士的健康飲食含有高膳食性脂肪和蛋白質。他的飲食方式是要降低糖分和精製碳水化合物的攝取，而非膳食性脂肪。

1990 年，人們普遍認為膳食性脂肪是不好的，膳食性脂肪就像一個殺人狂，膳食性脂肪是邪惡的。健康脂肪一詞並不存在。這種說法就像用大而肥美來形容小蝦米一樣矛盾可笑。充滿脂肪的酪梨呢？那是一種會讓你得心臟病的水果。充滿脂肪的堅果呢？那是一種會讓你得心臟病的零食。那橄欖油呢？那是一種會讓你得心臟病的液體。大多數人深信脂肪會阻塞我們的動脈，但這只是一種錯覺。

受過劍橋大學訓練的肥胖研究者佐・哈爾科姆（Zoë Harcombe）博士檢視了 1980 年代早期的所有數據，當時美國和英國正在推廣低脂飲食指南。沒有任何證明可以證實天然的膳食性脂肪會加速心血管疾病的惡化。低脂飲食指南的依據只不過是一部偉大的虛構作品。[6]當政府決定介入並作出詆毀膳食性脂肪的最終決定時，科學界根本還沒有確定這件事。然而，這種信念在醫療機構和一般民眾之間已經變得根深蒂固，並且認為那些宣稱「精製穀物和糖才是問題所在，而非膳食性脂肪」的說法是妖言惑眾。

在我們對低脂的瘋狂痴迷之際，威利特博士的主張被認為是大逆不道之罪。但是真相不能永遠被隱藏起來。今天，我們清楚地認識

到肥胖是第 2 型糖尿病背後的主要問題。但問題不只在於肥胖。不如說，問題在於腹部肥胖（abdominal obesity）。

🔑 腰圍：脂肪分布和第 2 型糖尿病

2012 年，邁克爾‧莫斯利（Michael Mosley）博士是一位「TOFI」。一位什麼？可別聽成亞洲的美味豆類食物「豆腐（tofu）」了。「TOFI」的字母縮寫意含為「外瘦，內胖」（Thin on the Outside, Fat on the Inside）。莫斯利博士是一名醫學博士，也是英國廣播公司（BBC）記者、紀錄片導演和國際暢銷書作家。而且，在 50 多歲的時候，他也是一顆定時炸彈。

他的身材沒有特別超重，身高約 180 公分、體重約 85 公斤，而腰圍是 36 吋。這相當於 BMI 指數 26.1，剛好微高於理想體重。以標準的測量而言，他被認為是剛剛好的。他感覺很好，也許是到了中年，體重稍稍偏重，就只是有一點點矮胖，如此而已。

然而，BMI 指數不是檢測第 2 型糖尿病風險的最佳指標，腰圍是衡量軀幹周圍脂肪分布的一個指標，這才是第 2 型糖尿病的一個優良預測指標。[7]為了替英國廣播公司（BBC）拍攝健康片段，莫斯利進行核磁共振成像（MRI）的全身掃描。令他震驚和驚愕的是，他的器官簡直像在脂肪裡游泳──因為大部分的脂肪都藏在腹部。看著他，你不會猜到會是這樣的結果。

18 個月過去，在一次看診之際，例行的血液檢查中發現罹患第 2 型糖尿病。莫斯利博士震驚地說：「我曾經以為自己是健康的，但突然間我卻發現事實並非如此，且不得不認真看待這種內臟脂肪。」[8]**內臟脂肪會蓄積在肝臟、腎臟、腸部等腹腔臟器內部及其周圍，而且可以藉由腰圍的增加來辨別。**這種肥胖模式會使大部分的脂肪圍繞在

腹部，也被稱為中樞性肥胖（central obesity）或中央性肥胖（central adiposity）。相反地，皮下脂肪則是直接沉積在皮下組織。

不同的脂肪分布關係著不同的健康風險，這也說明為何有約 30％的肥胖成年人仍有著正常的身體代謝。[9] 這些健康的肥胖族群保有比內臟脂肪更多的皮下脂肪。換言之，某些正常體重的人由於內臟脂肪過多，也會有如肥胖一般的代謝異常現象。[10]

被診斷為第 2 型糖尿病的病患可能會在身體質量指數上具有廣泛的跨度，包含某些正常數值的人也可能是未被發現的「瘦」糖尿病族群。[11] 新診斷的糖尿病患者中有 36％的 BMI 指數小於 25。請看圖表 4.1。關鍵的臨床指標顯然不是 BMI 指數所檢測的身體脂肪，而是內臟或器官內部的脂肪。[12]

圖表 4.2. 新診斷的糖尿病人口 BMI 分布 [13]

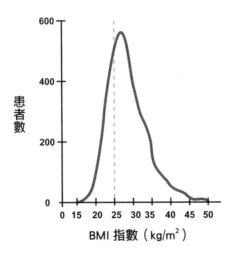

與總體重不同，中樞性肥胖與代謝異常 [14] 高度相關，會增加心臟病風險 [15] 並促使第 2 型糖尿病惡化 [16]。**所以減少內臟脂肪也能有效減少第 2 型糖尿病惡化的風險。[17]**

換言之，皮下脂肪跟第 2 型糖尿病和心臟病並無太大的相關性。透過抽脂手術 [18] 切除近 10 公斤皮下脂肪，對於代謝並不會有任何顯著的益處，這表明皮下脂肪幾乎不會影響第 2 型糖尿病的病情發展。

腰圍身高比（waist-to-height ratio，簡稱 WHtR）是一種檢測中心型肥胖的簡易測試，它是以腰圍和身高的比率來計算的。這個比率相較於 BMI 指數更能預測壽命損失的年數。[19] 理想上，你的腰圍應該低於身高的一半。例如，身高約 178 公分的一般男性應努力維持在 35 吋或更小的腰圍。隨著中樞性肥胖的增加，代謝性疾病的風險會驟然升高。

（譯註：腰圍身高比計算公式：（腰圍公吋 ×2.54）÷ 身高公分。例如腰圍 29 吋、身高 160 公分，其腰圍身高比為：（29×2.54）÷160 ＝ 0.46）

圖表 4.3. 腰圍身高比與壽命損失的年數（YLL）：急劇增加 [20]

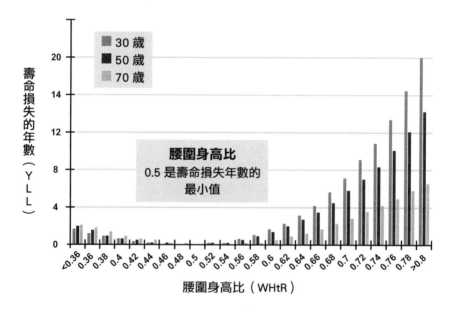

內臟脂肪也有不同的類型。存在於如肝臟、胰臟等器官內的脂肪稱為「器官內脂肪」（intra-organic fat），就明顯比在器官周圍發現的脂肪——稱為「網膜脂肪」（omental fat）——更加危險。器官內脂肪會增加肥胖代謝併發症的風險，其中包括第 2 型糖尿病、NASH（非酒精性脂性肝炎或脂肪肝疾病），以及心血管疾病。[21] 換言之，網膜脂肪的手術切除不會有任何代謝方面的改善。[22]

　　肝臟內的脂肪稱為「肝內脂肪」（intrahepatic fat），它在胰島素阻抗的發展中發揮著至關重要的作用。[23] 中樞性肥胖與肝內脂肪含量有著密切關聯。[24] 此外，我們將在第 7 章中讀到胰臟內脂肪也會對第 2 型糖尿病發揮很大的影響。

　　那麼，鑑於中樞性肥胖的重大影響，究竟是什麼促使這種脂肪進入器官？這全都要歸咎於卡路里嗎？

🔑 卡路里混亂：糖尿病與卡路里毫無關聯

　　少吃、限制攝取卡路里、節制你的飲食分量。這些口號在過去 50 年中已經成為傳統減肥建議的基石。然而人們普遍的肥胖現象證明，此項建議簡直是場災難，其嚴重程度也許僅次於車諾比核子事故。這種減少卡路里攝取的建議是基於對體重增加原因的錯誤理解。

　　肥胖的原因為何呢？我們一直思考著這個基本的問題，因為我們相信我們已經知道完整的答案了。答案看似顯而易見，不是嗎？是過量的卡路里導致肥胖。卡路里攝取太多、消耗太少，所以導致體重增加。從我們小時候就已經反覆地灌輸我們這種肥胖的熱量平衡模式：脂肪形成量＝卡路里攝取量－卡路里消耗量。

　　在過去的 50 年以來，最佳減重建議只著墨於限制我們的卡路里攝取。具體來說，我們被要求限制高熱量的膳食性脂肪攝取，這意味

著要少吃脂肪含量高的食物，如肉類、奶油、起士和堅果，以降低卡路里的攝取量，進而減輕體重。我們製作了飲食指南、飲食金字塔和飲食餐盤等圖表來灌輸孩子這個全新的低卡路里信仰。我們大聲宣布：「削減你的卡路里！」我們高呼：「少吃、多運動！」

營養標示中也有記載卡路里量。許多程式和應用軟體都能精準地計算卡路里。我們發明了一種名為「Fitbit」手環的設備，藉以測量我們燃燒多少卡路里。運用我們所有的巧思，如雷射光一般集中而專注、如烏龜過馬路一樣鍥而不捨地減少攝取卡路里。

結果呢？肥胖的問題難道就如同夏日的晨霧一般地雲消霧散了嗎？答案是，沒有。這個模式背後有一個隱藏的前提：能量創造（卡路里進）、能量消耗（卡路里出）和脂肪增加都是我們自己可以完全控制的自變數。它假定維持身體正常運行的卡路里量是穩定且不變的，但這並非事實。

事實上是身體會調節自身的基礎代謝率（BMR）（維持心臟搏動、肺臟呼吸、腎臟和肝臟排毒、大腦思考、身體發熱等所需的能量）在 40% 上下。當你攝入較少的卡路里時，你的身體會減慢運行的速度，藉以運用較少的卡路里，這表示你的體重將不會減少。

這個模式也完全忽略表現飢餓和飽腹感多重交叉作用的荷爾蒙系統。也就是說，我們可以決定吃什麼和什麼時候吃，但我們不能控制飢餓感降低。我們不能決定何時燃燒熱量以作為身體熱能，何時將其作為體脂肪來儲存，這些都是荷爾蒙決定的。我們只要試過就會知道所謂「以降低卡路里為優先」的結果是再糟糕不過的了。肥胖與第 2 型糖尿病的在 1970 年代晚期刮起旋風，直至今日大約 40 年後，已經成為全球第五大風暴，正威脅將整個世界淹沒在疾病和殘疾中。

只有兩種可能說明肥胖是如何透過減少脂肪和卡路里的新建議迅速傳播開來：第一種，也許這個建議是好的，但人們根本沒有遵循

它；第二種可能是，也許這個建議是完全錯誤的。

　　將這個模式的失敗歸咎於「心有餘而力不足」──那些人們空有理想而沒有行動的說法，就像期待一個溺水的人滿臉笑容一樣荒謬。

　　整個肥胖症的流行難道僅是突然的、同時的、同質性的全球意志力缺乏？世界不允許我們做走向正確的道路，反而全都這麼剛好地決定要多吃一點，少動一點，進而變成令人討厭的胖子？這種解釋只是最近流行的一個名為「責備受害者」的遊戲，它將建議者（其建議是不對的）的責任轉移到受建議者（其建議是對的，但是你沒有遵循）。

　　儘管未經科學證實，醫生和營養學家宣稱減少卡路里的建議是完美的，藉以方便把責任從自己轉移到你身上。這不是他們的錯，而是你的錯。他們的建議是正確的，只是你不去遵守罷了。難怪他們如此喜歡這個遊戲。要他們承認所有對於肥胖的寶貴理論都是錯誤的，就心理上來說實在太難了。然而，已陸續有證據表明這種卡路里限制策略的功效就如同給禿頂男人一把梳子一樣。

　　婦女健康倡導研究[25]（譯註：全國健康協會（NIH）於 1993 年率先進行一項重要研究，名為「婦女健康倡導研究（WHI）」，藉以評估更年期後使用荷爾蒙療法對女性健康的影響。）是有史以來最熱切、重要的營養研究。這個隨機試驗有將近 5 萬名女性參與，用以評估低脂肪、低卡路里的減肥方法。雖然這不只是一種減肥試驗，但是透過深度諮詢鼓勵一組女性將每日攝取卡路里量減少 342 卡，並將運動濃度提高了 10%。這個低卡路里組預計每年能減掉約 15 公斤。

　　然 1997 年所公佈的最終計算結果卻令人失望。即便確實遵守規定，但歷時超過 7 年的低卡路里組卻幾乎沒有減輕體重，甚至連約 0.5 公斤都沒有。這項研究對於肥胖的卡路里理論而言，是一個驚人和嚴厲的打擊。減少卡路里並不會導致體重減輕。

現在有兩個選擇。一是我們可以尊重耗費成本且得之不易的科學證據，設計一個健全且更正確的肥胖理論。或者我們大可繼續保留所有那些舒適且方便的預設立場和偏見，並且忽視科學。顯然第二個選擇是既輕鬆也不用絞盡腦汁，所以這個開創性的研究基本上被忽略，並且被丟進營養史的垃圾桶裡。因此從肥胖症和第 2 型糖尿病的雙重流行病爆發以來，我們每天都在付錢給那些愛開空頭支票的人。

真實世界研究（real world research，RWR）（譯註：真實世界研究是指在較大的樣本量（覆蓋具有代表性的更廣大受試人群）的基礎上，根據患者的實際病情和意願選擇治療措施，並注重有意義的結局治療。）[26] 直接證實了這驚人的失敗。傳統的減肥建議低卡路里攝取，其失敗率估計為 99.4％。對於極度超重的人來說，其失敗率為 99.9％。這些統計數據並不會讓任何飲食業者感到吃驚，而對於那些曾經試圖減肥的人來說亦不會感到意外。

「卡路里進，卡路里出」的理論基於其看似合理的事實獲得廣泛的接受。然而，如同一顆腐爛的甜瓜一樣，一挖穿其外皮便會揭露它腐爛的內部。這個簡單的公式充滿錯誤的假設。**最大的錯誤是相信基礎代謝率或卡路里總能保持穩定。**事實是，卡路里攝取量減少 40％很快就會使基礎代謝率下降 40％，最終結果就是減肥失敗。

另外一個錯誤的假設：以為體重會自然地被調節，但我們身體的功能並沒有這種調節系統。甲狀腺、副甲狀腺、交感神經，副交感神經、呼吸系統、循環系統、肝、腎、腸胃系統和腎上腺系統等，都被荷爾蒙嚴格控制，體重和體內脂肪也是如此。事實上，我們的身體包含許多重疊的體重控制系統，身體的脂肪是野外生存最重要的決定因素之一，其令人難以捉摸的特性，不是我們幾句話就能說清楚的。

🔑 荷爾蒙：食物、體重以及糖尿病

荷爾蒙會控制飢餓感，並告知我們的身體該何時該吃，何時該停。飢餓素（Ghrelin）是一種強大的荷爾蒙，會帶來飢餓感；膽囊收縮素（Cholecystokinin）和多肽 YY（peptide YY）則是當我們飽腹時告訴我們應該停止進食的荷爾蒙。想像你正在享用吃到飽的自助餐，你已經吃了多到可以堆成小山的食物，而且肚子已經快撐爆了。

那麼，你還吃得下豬排嗎？這個想法可能只會讓你想吐，即使這些豬排就跟你幾分鐘前吃得津津有味的豬排沒什麼不同。原因就在於：飽足感荷爾蒙正在發揮強大的作用阻止你進食。有別於許多普遍的觀點，我們不會因為有東西可以吃就不停地吃下去。因為卡路里地消耗一直處於荷爾蒙嚴格的控制之下。

脂肪積累真的不是卡路里過剩的問題，而是卡路里分配的問題。過多的熱量會轉移並產生脂肪，而非增加體熱或形成新的骨組織。這種能量消耗是由荷爾蒙控制的。只要我們錯誤地認為過量的卡路里攝取會導致肥胖，那麼我們注定會失敗，因為減少卡路里是沒有用的。

我們不能「決定」飢餓感是多少，也無法「擅自」增加基礎代謝率。如果我們減少卡路里攝取，我們的身體只會透過降低代謝率來補償。如果卡路里不是體重增加的根本原因，那麼減少卡路里就不能有效地減輕體重。控制脂肪堆積和體重增加最重要的因素是控制我們從食物獲得的荷爾蒙信號，而不是我們所吃的卡路里總數。

肥胖是荷爾蒙失調，而無關卡路里。多餘的體重增加與荷爾蒙的問題主要得歸咎於過量的胰島素。因此，第 2 型糖尿病也是一種與胰島素失調相關的疾病，**而非卡路里失調。**

胰島素的作用

　　有一個驚人的事實：我可以讓你變胖。事實上，我可以讓任何人變胖。如何辦到？這做來並不難。我只要讓你服用胰島素就可以了。雖然胰島素是一種天然荷爾蒙，但是過量的胰島素就會導致體重增加及肥胖。

　　荷爾蒙本質上是一種化學訊息傳導物（chemical messenger）。它們是由內分泌系統產生的，並且遍布整個身體形成一個腺體網絡，以維持身體的正常運作。大腦中豌豆大小的腦垂體通常被稱為主腺體，因為它會產生許多不同的荷爾蒙，控制身體其他部位的代謝過程。例如，它會分泌生長荷爾蒙，指示身體所有部位，包括骨骼和肌肉變得更大。位於頸部的蝴蝶狀甲狀腺會產生甲狀腺荷爾蒙，將信息傳遞給身體的其他部位。當接收到訊息時，心跳可能會加快、呼吸加速、基礎代謝率可能會增加。同樣地，胰腺產生的**胰島素也是一種荷爾蒙，能傳遞幾種不同的信息，主要關於食物熱量的攝取和儲存。**

胰島素的基本理解

　　當我們進食時，食物會在胃及小腸裡被分解，以便於吸收。所有食物都是由三種名為多量營養素（macronutrients）的主要成分所組

成。這些**多量營養素分別是蛋白質、脂肪和碳水化合物，而消化系統對三者的處理方式各不相同。**蛋白質被分解成氨基酸；脂肪被分解成脂肪酸；由糖鏈組成的碳水化合物被分解成更小的糖分，其中包括葡萄糖。微量營養素（Micronutrients），顧名思義是維持健康所需但其需求量很少的一些元素，如維生素和礦物質。

胰島素的其中一個功用是打開一個通道使攝取到的葡萄糖進入細胞產生能量。荷爾蒙會經由與細胞表面受體結合而找到它們的靶細胞（target cell），就像一把插入鎖裡的鑰匙一樣。只有適合的荷爾蒙可以打開受體的通道，以傳遞信息。胰島素的作用就如同一把鑰匙，插入細胞之鎖，開啟葡萄糖進入的通道。身體內的每一個細胞都會利用葡萄糖獲取能量。如果沒有胰島素，葡萄糖就會在血液中循環而無法輕易進入細胞。

第 1 型糖尿病的狀況在於：自體免疫破壞分泌胰島素的細胞，導致胰島素處於異常低下的濃度。如果沒有開啟通道的鑰匙，葡萄糖便無法進入細胞並提供能量，即使細胞處於飢餓狀態，葡萄糖也只會持續累積於血液中。因此不管吃多少，患者的體重還是持續下降，因為他們無法取得食物的能量。未被使用的葡萄糖最終只會經由尿液排泄出去，而患者病情則會日漸惡化。若對第 1 型糖尿病置之不理，必然會付出生命的代價。

當非第 1 型糖尿病的人吃東西時，胰島素會升高，葡萄糖會進入細胞幫助我們滿足當下的能量需求。多餘的食物能量會被儲存起來供以後使用。某些如糖分和精製穀物的碳水化合物會迅速提升血糖，並刺激胰島素分泌；膳食性蛋白質也透過提高其他如升糖素（glucagon）和腸泌素（incretins）的荷爾蒙來提升胰島素濃度，但不會提高血糖，而且只能最低限度地提高血糖和胰島素濃度。

胰島素的另一關鍵作用則是向肝臟發出營養素正在輸送的信號。

一種名為「門脈循環」（portal circulation）的腸道血流現象會將氨基酸和糖直接輸送到肝臟進行加工。另一方面，脂肪酸會被直接吸收，並且在進入正常血流循環之前不會通過肝臟。由於不需要肝臟處理，所以就不需要胰島素信號傳導，而純質的膳食性脂肪也不會改變胰島素濃度。

一旦我們當下的能量需求被滿足，胰島素就會給予信號讓剩下的能量被儲存起來。我們的身體會利用膳食性碳水化合物中的能量去維持肌肉和中樞神經系統運作，多餘的則會給予肝臟。氨基酸被用於製造蛋白質，如肌肉、皮膚和結締組織，過量的蛋白質一樣會被肝臟轉換為葡萄糖儲存，因為氨基酸不能直接被儲存。

食物能量會以兩種形式被儲存起來：糖原（glycogen）和體脂肪。無論是從蛋白質還是由碳水化合物衍生而來的過量葡萄糖，都會以長鏈形式串聯在一起，形成儲存在肝臟中的糖原分子。其能夠輕易地和葡萄糖互相轉換，並釋放到血液中供體內任何細胞使用。骨骼肌（Skeletal muscles）也會儲存自己的糖原，但只有儲存糖原的肌肉細胞才能使用它。

肝臟儲存糖原的空間有限。一旦空間不足，過量的葡萄糖就會經由「脂質新生作用」（de novo lipogenesis，DNL）變成脂肪。「de novo」意味著「重新的」，「lipogenesis」的意思則是「製造新脂肪」，所以這個術語的字面之意為「去製造新的脂肪」。胰島素會促使肝臟將多餘的葡萄糖轉化為三酸甘油脂分子（triglyceride molecules）形式的新脂肪。新產生的脂肪會從肝臟輸出，儲存在脂肪細胞中，在需要時為身體提供能量。本質上，身體會以糖原或體脂肪的形式儲存多餘的食物能量。而胰島素則會發出停止燃燒糖分和脂肪並開始儲存的信號。

這種常規運作會發生在我們剛吃飽或開始斷食的時候。此外，儘

管我們通常會用「斷食」一詞來描述我們故意限制攝取某些食物，或者完全放棄進食的期間，例如在接受醫療程序之前或是伴隨宗教節日而來的斷食，不過「斷食」一詞亦可指點心或正餐之間的任何空腹時段。在斷食期間，身體會自動取用之前所儲存的能量，這意味著糖原和脂肪的分解。

圖表 5.1.　糖原與脂質的儲存

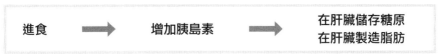

在餐後幾個小時，血糖便會下降，胰島素開始減少。為了提供能量，肝臟會開始將儲存的糖原分解成葡萄糖，將其釋出到血液循環中。這基本上就是糖原儲存程序的反轉。如果你沒有吃宵夜的習慣，這個作用時常在夜間發生。

糖原易得，但供應有限。在短期斷食（24 至 36 小時）期間，糖原會提供正常身體功能所需的全部葡萄糖。在長期斷食期間，肝臟會從儲存的體脂肪中製造新的葡萄糖，這個過程被稱為「糖質新生」（gluconeogenesis），意思是「新糖分的製造」。就實質上而言，脂肪會燃燒並釋放能量，這就是脂肪製造程序的反轉。

圖表 5.2.　糖質新生：反制糖原的儲存過程

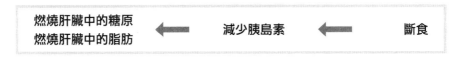

這些能量儲存及釋出的過程每天都會發生。一般而言，這個完善且平衡的系統會被控制得宜。進食時胰島素上升，然後以糖原和脂肪

來儲存多餘的能量；空腹時胰島素下降，消耗儲存的糖原和脂肪。只要進食（胰島素高）與空腹（胰島素低）達到平衡，就不會增加整體脂肪量。

胰島素還有另一個與儲存有關的作用。當肝臟充滿糖原時，就沒有空間容納新產生的脂肪。這些三酸甘油脂分子會與脂蛋白（lipoproteins）於肝臟中被包在一起，形成低密度脂蛋白（very low-density lipoprotein，VLDL）並輸出到血液中。胰島素會活化名為「脂肪水解酶」（lipoprotein lipase，LPL）的荷爾蒙，脂肪水解酶會通知脂肪細胞（adipocytes）去消除血液中的三酸甘油脂。如此一來，多餘的碳水化合物和蛋白質便會作為體脂肪被長期儲存。

過多的胰島素會促使脂肪堆積和肥胖。這會怎麼樣呢？如果我們進食的期間遠大於空腹的期間，那麼隨之而來的胰島素優勢就會導致脂肪積累。過多的胰島素會促使肝臟持續吸收葡萄糖，進而導致更多的脂質新生作用，產生更多的新脂肪。一般而言，如果高胰島素濃度（進食）的期間與低胰島素濃度的期間（空腹）互有往來，體重就能保持穩定。如果高胰島素濃度持續存在，身體便會一直收到信號而將能量儲存為體內脂肪。

⚷ 胰島素：體重增加與肥胖的原因

第 1 型和第 2 型糖尿病在治療上，會開處胰島素以降低血糖值。事實上，不論是開藥的醫生還是服藥的病人都十分清楚體重增加是胰島素的主要副作用。血液中胰島素處於高濃度的高胰島素血症（hyperinsulinemia）會直接導致體重增加就是一項有力之證據。但這裡還有其它明確之證據如下：

胰島素瘤（Insulinomas）是一種罕見的腫瘤，會持續分泌非常高

濃度的胰島素。這會導致低血糖和持續的體重增加，再次凸顯了胰島素的特徵，只要手術切除後體重便會下降。

硫醯基尿素類（sulfonylureas）是糖尿病藥物，可刺激身體產生更多的胰島素。胰島素的刺激伴隨而來的體重增加也是其主要副作用。儘管用於治療第 2 型糖尿病的噻唑烷二酮類（thiazolidinedione，TZD）藥物不會增加胰島素濃度，但它確實會強化胰島素的作用。結果就是：血糖會降低，但體重也增加了。

然而，體重增加並非治療糖尿病的必然結果。目前二甲雙胍（metformin）是世界上治療第 2 型糖尿病最廣泛的藥物。它不會增加胰島素，而是阻斷肝臟產生葡萄糖（糖質新生），從而降低血糖。它能在不增加胰島素的前提下成功治療第 2 型糖尿病；因此就不會導致體重增加。

過高的胰島素濃度導致體重增加，過低的胰島素濃度則導致體重減輕。請記住，未經治療的第 1 型糖尿病患者的胰島素濃度較低，無論攝取多少卡路里，都無法增加體重。如果胰島素濃度失調，這些患者就無法正常運用或儲存食物能量，只能日漸衰弱直到死亡。所以解決胰島素的問題才能讓患者再次增加體重。

胰島素增加會導致體重增加；胰島素減少會導致體重下降。所以胰島素與體重不僅關係密切，更具有因果關係。**因此以胰島素為主的荷爾蒙，最終決定了我們的體重和體脂肪。所以請記住，肥胖是荷爾蒙失調，不能只歸咎於卡路里。**

🔑 碳水化合物與胰島素假說

高胰島素血症導致肥胖，這是一個至關重要的論點，因為它代表降低胰島素的濃度可以有效地治療肥胖。眾所周知的糖、麵粉、麵

包、麵食、鬆餅、甜甜圈、白米和馬鈴薯等精製加工的碳水化合物，會提高血糖和胰島素的濃度。如果這些高度精製的碳水化合物是高胰島素血症的主要原因，它們也會是體重增加的主要原因。這個肥胖理論被稱為碳水化合物與胰島素假說。它為許多低碳水化合物飲食，如阿特金斯飲食（Atkins diet）（譯註：阿特金斯飲食法是美國醫生羅伯特·阿特金斯（Robert Atkins）創造的減肥飲食方法，其要求為不吃任何澱粉類、高糖分的食品，而多吃肉類、魚。）建立合理的依據標準。透過消除許多「使人肥胖」的碳水化合物，我們便能降低胰島素濃度，並防止體重增加。

圖表 5.3. 荷爾蒙性肥胖 1：高胰島素血症導致肥胖

增胖的碳水化合物	➡	高胰島素濃度	➡	肥胖

在閱讀接下來的章節時，透過圖表 5.4、6.3、7.2、8.1、9.1、9.2、9.3 和 9.4，觀察這種「荷爾蒙性肥胖」圖表的進展情況。按順序檢視後可知，這些圖表說明了代謝症候群隨著時間的推移是如何累積而成的。

歷史上第一個低碳水化合物飲食可以追溯到十九世紀中葉。1863 年，英國人威廉·班廷（William Banting，1796～1878 年）出版了《致公眾的減肥信》（*Letter on Corpulence, Addressed to the Public*）的小冊子[1]，其被視為「世界上第一本飲食書」。班廷他重達 91.6 公斤，嘗試過減少食量和多運動，但就如同今天的節食減重者一樣，結果是失敗的。

班廷在外科醫生的建議下嘗試了一種新方法。他積極避免過去飲

食中絕大部分的麵包、牛奶、啤酒、糖果和馬鈴薯,終於他這次不僅成功,還能持續地保持下去。於是在下個世紀,低精製碳水化合物的飲食被認為是肥胖的標準治療方法。

　　儘管低碳水化合物飲食獲得全面性的成功,但碳水化合物與胰島素假說仍是不完整的。因為精製碳水化合物雖然是高胰島素血症的重要因素,但並非是唯一的始作俑者。還有很多重要的影響因素,其中最關鍵的是胰島素阻抗。

　　正如我們所看到的,胰島素就像打開葡萄糖進入細胞大門的鑰匙。但在胰島素阻抗的狀態下,正常的胰島素濃度是不夠的,葡萄糖仍會因為無法進入細胞而堆積在血液中。為了解決這種狀態,身體只好產生更多的胰島素來迫使血糖進入細胞。其效果是血糖濃度確實恢復正常,但代價是持續性的高胰島素血症。我們非常重視胰島素阻抗,因為它帶來的高胰島素血症會導致體重上升。於是這裡有一個重要卻難以回答的問題:胰島素阻抗在一開始是如何發展形成的?

圖表 5.4.　荷爾蒙性肥胖 2:胰島素阻抗導致高胰島素血症

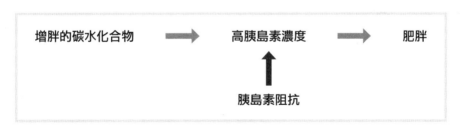

6

胰島素阻抗與溢流現象

在被診斷出第 2 型糖尿病的前 10 年或更長的時間之前,患者通常就會出現肥胖症。正常肥胖者(非糖尿病)的胰島素阻抗會明顯高於身體纖瘦的人。空腹胰島素濃度是反映出現潛在胰島素阻抗的血液胰島素含量,肥胖、前期糖尿病和第 2 型糖尿病患者的空腹胰島素濃度都會有增加的現象(見圖表 6.1)。[1]

圖表 6.1. 從肥胖發展成第 2 型糖尿病的胰島素變化 [2]

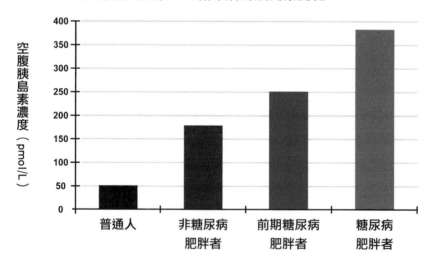

這顯示肥胖是胰島素阻抗增加的根本原因。但是儘管花費上百萬美元對肥胖和胰島素抵抗之間可能的荷爾蒙介質進行了幾十年的深入研究，卻依然沒查出任何因果關係。畢竟，如果肥胖導致胰島素阻抗，那麼第 2 型糖尿病在正常體重患者中會發生怎樣的變化呢？為什麼許多肥胖的人不會發展成 2 型糖尿病呢？

相反地，胰島素阻抗導致肥胖的想法是不合理的，因為肥胖通常會早於胰島素阻抗發生。剩下唯一的可能性是某個未知因素成為肥胖及胰島素阻抗的潛在原因。就如我們所知，其中的關鍵在於過多的胰島素。這個未知因素就是高胰島素血症。

圖表 6.2. 高胰島素血症：導致肥胖和胰島素阻抗的未知因素

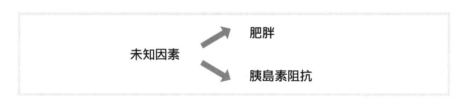

𝆔 作為保護機制的抗性

人類身體會遵循體內平衡的基本生物學原理。如果事情在某個方向上變化太大，身體就會做出相反的反應來應對，試圖讓其回到原來的狀態。例如，如果我們覺得很冷，身體就會顫抖以產生更多的體溫。如果我們覺得非常熱，身體就會冒汗散熱。**適應性是生存的先決條件，通常適用於所有的生物系統。**

抗性只是這種適應性的同義詞。為了適應，身體會抵抗舒適範圍之外的改變。有作用就會有抗性。濃度過高和時間過長的任何物質都會引起身體抵抗，這屬於正常現象。請看以下實例：

蘿拉（Laura）被診斷出罹患胰島素瘤[3]時只有 25 歲。胰島素瘤是一種罕見的腫瘤，在沒有任何其他重大疾病的情況下會分泌異常大量的胰島素，迫使葡萄糖進入細胞，並引起反復發作的低血糖症。因此，蘿拉會持續感到飢餓，而且由於胰島素是肥胖的主要驅動因素，所以還會很快開始發胖。[4]她的葡萄糖濃度低到難以維持正常的大腦功能，進而引發專注力與協調性的問題。某天夜晚，在她開車時，她因為低血糖促發了癲癇發作，使她突然無法控制她的腳，差一點就發生車禍。

蘿拉的症狀看起來可能很嚴重，但如果她的身體沒有採取保護機制，症狀會更為惡化。當她的胰島素濃度增加時，胰島素阻抗就會跟著持續增加。如果沒有胰島素阻抗，她的高胰島素濃度會使血糖降至極低的狀態，恐將引發生命危險。因為身體不想死亡（我們也不想），就會藉由產生胰島素阻抗來保護自己，並恢復體內穩定平衡。這種抗性是為了抵抗異常的胰島素濃度而自然產生的。胰島素會導致胰島素阻抗。幸運的是，醫院很快就做出正確的診斷並進行手術切除。除去腫瘤後，胰島素阻抗及其相關症狀皆有顯著地逆轉。[5]

解決高胰島素濃度的問題，就能同時解決胰島素阻抗。去除胰島素的刺激，就能消除其所帶來的抗性。有作用就會有抗性，這種罕見的疾病提供我們一個重要的線索去了解胰島素阻抗的原因。

抗性的作用過程

維持體內平衡是生存的基礎，身體會找到許多不同的方式來發展應對機制，這就是存活的關鍵。接下來讓我們看看幾個不同抗性的作用機制。

噪音抗性（Noise resistance）

　　你第一次對某人大吼時，他們會往後跳並有所警覺。然而不斷地大吼，會很快地失去原有的效果，因為他們已經形成了抗性。大叫「狼來了」的男孩不久就會發現村民們已習以為常並產生抗性。**有作用就會有抗性。**

　　去除作用的刺激，就能消除其所帶來的抗性。當吼叫聲停止時發生什麼事？如果男孩在一個月內不再大叫「狼來了」，村民們又會開始傾聽。這種長時間的沉默會消除抗性。等到下次他大叫「狼來了」時，還是會收到立即性的效果。

　　你有看過小嬰兒在人潮擁擠、吵雜的機場裡熟睡的樣子嗎？環境噪音雖大，但卻是固定不變的，嬰兒睡得很熟，是因為他已經對噪音免疫。同樣地，當嬰兒在一個安靜的房子裡睡覺，他可能會因為地板發出最輕微的吱吱聲而醒來。這是每個家長最糟糕的惡夢。即使聲音不大，噪音也變得很明顯，因為嬰兒對此沒有抵抗力。嬰兒會立即醒過來放聲大哭，讓父母陷入沮喪中。

抗生素抗藥性（Antibiotic resistance）

　　當新的抗生素被引進時，他們幾乎能消滅所有其所針對的細菌。然而，隨著時間的推移，大多數細菌都獲得了生存於這些高劑量的抗生素之下的能力，進而變成具抗藥性的「超級細菌」。隨著超級細菌繁殖並變得日益普遍，抗生素便不再有效。世界各地的許多城市醫院，抗生素已成為一個巨大且日益嚴重的問題，每一種抗生素都會因抗藥性而失效。

　　抗生素的抗藥性並不是一種新現象。蘇格蘭生物學家亞歷山大・弗萊明（Alexander Fleming）在 1928 年發現了盤尼西林（penicillin），並於 1942 年由美國和英國政府合資進行大量生產，

並在第二次世界大戰期間使用。在 1945 年的諾貝爾講座中,弗萊明博士在第一例盤尼西林抗藥性報告發生的前兩年,精準地預測了盤尼西林將出現抗藥性。

弗萊明博士怎能如此有自信地預測出這樣的發展呢?因為他了解體內平衡的基本生物學原理。**一個受到干擾的生物系統會試圖回到原來的狀態。**隨著我們愈來愈常使用抗生素,足以抵抗它的生物就會自然被篩選生存和繁殖。最後,這些有抗藥性的生物便處於優勢,並使抗生素失去功效。持續高濃度使用抗生素會導致抗生素的抗藥性。有作用就會有抗性。

去除作用的刺激,就能消除其所帶來的抗性。不幸的是,許多醫生卻是反其道而行:開發更多的抗生素來克服抗藥性,因而產生更大的抗性。要預防抗生素抗藥性就表示必須嚴格限制其使用。如此一來,許多醫院開始制定抗生素管理計畫,只在危及生命的情況下使用,才能維持最強大的抗生素作用。降低細菌接觸抗生素的機會造成較小的抗性,才能挽救生命。

病毒抗性(Viral resistance)

白喉、麻疹、水痘或小兒麻痺症等病毒的抗性是由病毒感染本身所產生的。在疫苗出現之前,讓未患病的兒童和已感染病毒的兒童玩耍,舉辦「麻疹派對」或「水痘派對」是非常受歡迎的。這種派對要的不是娛樂,而是讓孩子感染麻疹來保護孩子的生命。**透過感染來獲得抗性。**

疫苗就是按照這個原則來作用的。在英國農村工作的年輕醫生愛德華·詹納(Edward Jenner)聽說擠牛奶女工對致命天花病毒產生抗藥性的傳聞,因為他們感染了溫和的牛痘病毒。1796 年,他故意讓一名年輕的男孩感染牛痘,觀察他如何在那之後獲得對天花這個相

似病毒的抵抗能力。透過接種死亡或衰弱的病毒，我們便能建立免疫力，而不需實際經歷所有的病程。換言之，**病毒會引起病毒抗性**。

抗藥性（Drug resistance）

當第一次服用可卡因等藥物時，身體會產生強烈的高潮（high）反應。隨著每次藥物的使用，這種感受就會日益消減。吸毒者可能會開始服用較大劑量來達到同樣的高潮程度。透過反復和長時間的接觸，身體對藥物產生的抗性稱為抗藥性。人們可以對許多不同類型的藥物產生抗性，包括麻醉劑、大麻、尼古丁、咖啡因、酒精、苯二氮䓬類（鎮定劑）和硝化甘油（nitroglycerin）等。再一次證明，有作用就會有抗性。

去除作用的刺激，就能消除其所帶來的抗性。為了恢復對藥物的敏感性，就必須減少藥物的使用期間。當你戒酒一年，之後再次品嘗將會再次感受到完整的效用。

上述所有例子之間有什麼共同點呢？以噪音的例子而言，對刺激產生疲乏就會產生抗性。人類的耳朵只會對變化的聲音反應，而非固定不變的噪音。以抗生素的例子而言，抗藥性微生物的物競天擇就是產生抗性的機制。適應藥物的微生物就能生存下來並繁殖。**以病毒的例子而言，抗體的製造就是產生抗性的機制**。以抗藥性或去敏感作用（desensitization）的例子而言，細胞受體數量的減少就是產生抗性的機制。雖然每種情況下的抗性機制可能不同，但最終的結果都是一樣的，這才是重點。**體內平衡才是生存的基礎**，生物系統總能找到補償的方法，有作用就會有抗性。

而對於胰島素阻抗，就告訴了我們，是**因為長期且過高的胰島素，所以才會產生了胰島素阻抗**。

🔑 胰島素如何產生胰島素阻抗

胰島素等荷爾蒙就抗性而言，就如同藥物的抗藥性一樣。兩者都作用於細胞表面受體，並表現出相同的抗性現象。以胰島素來說，長期和過度接觸這種荷爾蒙（高胰島素血症）就會引起胰島素阻抗。要透過實驗加以證實其實不難：找一組健康的志願者，給他們持續的高劑量胰島素，並期待他們產生抗性。幸運的是，這樣的實驗都已經進行過了。

某項研究中，對一組健康的年輕人持續注射胰島素長達 40 小時，使胰島素阻抗增加 15％。[6] 在一項類似的實驗中，持續 96 小時對一組健康的年輕人進行胰島素靜脈注射，他們的胰島素阻抗增加到 20 ～ 40％。[7] 這些結果簡直令人瞠目結舌。對這些健康的年輕人給予正常但持續數量的胰島素，就會使他們產生胰島素阻抗。胰島素引起胰島素阻抗。換言之，我可以讓任何人產生胰島素阻抗。我只要不間斷地給他們足夠的胰島素就行了。

對第 2 型糖尿病患者給予高劑量的胰島素就會增加胰島素阻抗。在一項研究中，最初無服用胰島素的患者每天被施打 100 單位高劑量胰島素。[8] **胰島素的使用劑量愈高，他們的胰島素阻抗就愈大——這是直接的因果關係，就像影子離不開身體一樣。即使血糖濃度愈來愈正常，糖尿病還是會愈來愈嚴重。因為是胰島素引起胰島素阻抗。**

然而，高濃度的荷爾蒙本身並不能引發抗性，否則我們會很快發展出各種相對應的阻抗。我們的身體只會在特定且不長的時間內大量分泌荷爾蒙以避免產生阻抗。高濃度的荷爾蒙會在特定的時間分泌並產生特定的效果，之後荷爾蒙濃度就會迅速下降，並保持在極低的濃度，這是人體每天的生理時鐘。長時間的低濃度荷爾蒙便能確保不產生抗性。

舉例來說，一種名為「褪黑激素」（melatonin）的荷爾蒙，它是由松果體（pineal gland）產生，用以調節我們的睡眠和覺醒週期，在白天幾乎無法檢測到。隨著夜幕降臨，褪黑激素會在凌晨時分增至高峰。由腎上腺產生的負責調節壓力的皮質醇（Cortisol）會在我們醒來之前增至高峰，然後再下降到低濃度。在腦下垂體產生的生長激素能幫助我們再生細胞，主要在深度睡眠期間分泌，白天一樣會降至無法檢測的濃度。調節骨質代謝的副甲狀腺素（Parathyroid hormone）會在清晨增至高峰。周期性地釋放是防止抗性的關鍵。

　　荷爾蒙濃度一般會保持得非常低。每隔一段時間，特定荷爾蒙的短暫脈衝（通常透過生理時鐘來引發）就會產生最大效應。之後，我們的荷爾蒙濃度會再度降到低點。荷爾蒙的短暫脈衝在抗性有機會發展之前就已經結束了。身體不會一直發出假信號。當荷爾蒙在對的時候作用時，我們會感受到全面的效果。

　　抗性的產生需要兩個基本因素：高濃度荷爾蒙和持續性的刺激。正常情況下，胰島素的爆發釋放並不會產生胰島素阻抗，但是當身體不斷受到胰島素的轟炸時，就會產生抗性。

　　現在可以明顯看出，抗性是針對高度且持續的刺激水平而產生的，提高劑量只會導致更大的抗性。這是一個惡性、自我強化的循環：有作用就會有抗性。抗性會造成更高濃度的作用。更高濃度的作用也會增加更大的抗性。當持續且高濃度的胰島素對葡萄糖「吼叫」要它們進入細胞時，其作用就會逐漸減弱（胰島素阻抗）。身體的直覺反應便是產生更多的胰島素——更大聲地吼叫著。它叫得愈大聲，作用就愈小。高胰島素血症會引發惡性循環，也會導致胰島素阻抗，進而惡化高胰島素血症。

圖表 6.3.　荷爾蒙性肥胖 3：高胰島素濃度 → 抗性 → 更高濃度的胰島素

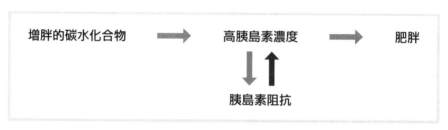

這個循環會一直無限迴轉下去，直到體內胰島素濃度達到極高，導致體重增加而肥胖。這個循環持續得愈久，身體就會變得更糟；這也是肥胖與胰島素阻抗如此依賴時間的原因。數十年來，人們可能陷入這種惡性將近數十年，產生嚴重的胰島素阻抗。**阻抗一旦產生，身體就會變成即使沒有進食，胰島素濃度也會偏高。**

故事尚未結束。胰島素阻抗會造成空腹胰島素的濃度偏高，一般來說他應該處在低點。現在，在夜晚空腹之後，我們不再以低胰島素濃度開始一天，而是從高胰島素濃度開始。可以想像後果會有多可怕：肥胖的只會更加肥胖。隨著胰島素阻抗成為越來越大的問題，它實際上可能會成為高胰島素濃度產生的主要原因。

胰島素阻抗導致補償性高胰島素血症的事實早已被肯定，但高胰島素血症也會加重胰島素阻抗的觀點，才剛被逐漸接受。芭芭拉・科基（Barbara Corkey）博士的演講「高胰島素血症是胰島素抗性、肥胖和糖尿病的根源」使她榮獲波士頓大學醫學院 2011 年的班廷獎章（Banting Medal）。[9] 班廷獎章是美國糖尿病協會（American Diabetes Association）的最高科學獎章，所以這是不能被輕視為某個邊緣組織的見解。

第 2 型糖尿病的特點是胰島素阻抗升高。肥胖和第 2 型糖尿病都有同樣的潛在問題：高胰島素血症。「糖胖症（diabesity）」這個術

語的出現，可以證明他們之間的密切關係，甚至委婉地承認它們是同一種疾病。

圖表 6.4.　高胰島素血症：肥胖與糖尿病之間的連結

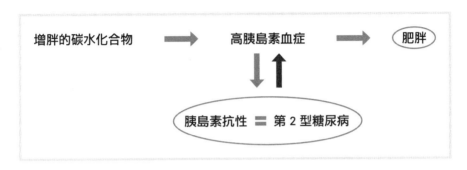

高胰島素血症與溢流現象

不論胰島素是處於正常或高濃度，只要血糖持續升高就會發生胰島素阻抗，因為細胞會拒絕胰島素的信號而不吸收葡萄糖。但高胰島素血症如何造成此現象的發生？

以本書所舉之鑰匙與鎖的比喻，鑰匙（胰島素）能打開鎖（細胞表面受體），讓葡萄糖能進入，一旦你拿掉這把鑰匙（胰島素），血糖就再也無法進入細胞。胰島素阻抗的狀況是：鑰匙變得只能非常勉強地打開鎖，所以葡萄糖不能順暢地進入細胞，反而堆積在血液中。進入細胞的葡萄糖變少，細胞便面臨飢餓的狀態，身體隨即產生更多的胰島素，藉由更多的鑰匙勉強打開更多的門，讓葡萄糖可以進入細胞。這是一個很好的理論，可惜的是這並沒有現實根據。問題在鑰匙（胰島素）還是鎖（胰島素受體）呢？答案是，跟它們都沒關係。第2型糖尿病的胰島素和胰島素受體都是正常的。因此問題一定出在鑰匙和鎖的機制。但到底是什麼問題呢？儘管經過數十年的深入研究，

卻仍找不到任何看似合理的罪魁禍首。回想一下，當你進食時，胰島素會上升並在肝臟處於主導地位，以幫助儲存食物的能量。**胰島素會引導肝臟做兩件事：**

1. **停止燃燒儲存的食物能量（如體內脂肪）。**
2. **將進入的食物能量儲存為糖原，或透過脂質新生作用（DNL）來產生新脂肪。**

如果細胞完全將葡萄糖拒於門外而處於飢餓狀態，上述兩個動作理應要同時消失。這當然包括胰島素的第一個動作。胰島素吼著肝臟要它停止製造新的葡萄糖，但肝臟卻依然持續輸出。葡萄糖就會溢出到血液中。

然而，胰島素的第二個動作會反常地增強。如果葡萄糖無法進入細胞，並造成內部飢餓，肝臟就沒有基質去製造新脂肪，而脂質新生作用（DNL）也會停止運作。肝臟如果沒有葡萄糖要如何製造新脂肪呢？這就像要蓋一間磚房卻沒有磚塊。即便你有建築工人也是不可能的任務。

胰島素確實會讓 DNL 增加，因此胰島素的作用就不會被消除，反而被增強。新脂肪會持續被大量生成，到最後會多到沒有足夠空間可置。這些過量的脂肪會在肝臟中積累。一般來說，肝臟不應存在這些脂肪的，胰島素阻抗理應讓肝臟脂肪減少的，而不是增多的，但是**第 2 型糖尿病幾乎總會牽涉到肝臟中過多的脂肪堆積。**

肝臟要如何選擇性地抵抗胰島素的一種效應，卻增強另一種效應呢？而在同一個細胞中，對於相同的胰島素濃度、相同的胰島素受體又會有何反應呢？儘管經過數十年的研究和數百萬美元的研究，所有世界頂級研究人員仍然被這種胰島素阻抗的中心悖論所困擾，直到他們意識到胰島素阻抗與內部飢餓的「鑰匙與鎖」理論是不正確的。重要的線索在於胰島素本身引起胰島素阻抗，這意味著**主要的問題不是**

胰島素阻抗，而是引起胰島素阻抗的高胰島素血症。

胰島素阻抗只反映出一個事實：給予定量的胰島素，以期將葡萄糖移入細胞是更加困難的。那麼，假如這是因為葡萄糖已經溢出，不能進入細胞呢？這種胰島素阻抗中的溢流現象就能解決其中心悖論。

♪ 溢流現象如何運作呢？

想像一下尖峰時刻的地鐵列車。列車進站停下，等到車長給予警報解除的信號，再開啟車門讓乘客上車。所有乘客皆能順利上車，而月台會在列車駛出後淨空。

細胞就像地鐵列車，胰島素如同車長，葡萄糖分子則是乘客。 當胰島素給予正確的指示後，車門開啟並讓葡萄糖得以循序進入細胞。但是一個具有胰島素阻抗的細胞，儘管胰島素給予開啟車門的信號，葡萄糖仍無法進入。葡萄糖會積累於血液中，而不得其門而入。到底發生什麼事了？

以列車的比喻而言：列車駛入車站，接收信號打開車門，但沒有乘客能上車，這是一種抵抗「車長」的作為。當列車離開，許多乘客仍被遺留在月台上。在「鑰匙與鎖」的理論中，因為某種東西阻止了車長的信號，導致車門無法完全開啟，乘客無法穿過車門而被留置於月台，最終列車帶著空蕩蕩的車廂駛離車站。

溢流現象則提供另一種完全不同的可能性：當列車駛入車站時，月台上已經擠滿上一班沒搭到車的乘客。而且即使車長給予信號打開車門，在月台上等待的乘客也會因為列車早已客滿而無法進入。從外面看，我們只能看到乘客上不了車，卻就此斷定是車門沒有打開。

同樣的情形也會發生在肝臟細胞。如果高胰島素濃度已經讓細胞塞滿葡萄糖，即便大門敞開也無法再容入任何葡萄糖了。從外面來

看，我們只能說細胞在拒絕胰島素把葡萄糖塞入細胞。從列車的比喻來看，就是即使聘請再多有力的「地鐵助推員」，爆滿的車廂也無法再讓任何一位乘客上車了。（在 1920 年代的紐約市，人們被強行推進列車。雖然這種做法在北美已經消失，但在日本仍然存在。當乘客站在平台上時，「乘客安排人員」會將更多的人推上列車。）

高胰島素血症是身體的地鐵助推員，負責把葡萄糖塞進已經塞滿的細胞裡，當葡萄糖被留在細胞外，身體會產生更多胰島素來迫使更多葡萄糖進入細胞裡。這個策略起初是奏效的，但是因為有愈來愈多的葡萄糖強制被擠壓進膨脹的細胞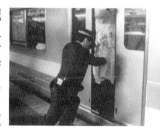內，就需要更大的力量。胰島素阻抗造成補償性的高胰島素血症，但阻抗的根本原因是什麼？就是高胰島素血症，這是一個惡性循環。

以肝細胞為例，一開始細胞（列車）上空無一人。如果有同樣數量的葡萄糖（乘客）進出，那麼一切都會正常運作。如果進食（胰島素升高）與空腹（胰島素降低）的期間規律平衡，胰島素阻抗就不會發生。

但如果在持續性的高胰島素血症之下，葡萄糖（乘客）會持續進入細胞（列車），並且進去就不下車了。一段時間之後，細胞（列車）會客滿，即便細胞表面受體（車門）大開，葡萄糖（乘客）也無法進入。細胞已經出現胰島素阻抗了，即使身體製造更多的胰島素（地鐵助推員）去逼迫更多的葡萄糖進入，但隨著時間推移，這只會造成更高的胰島素阻抗，讓情況變得更糟。

胰島素阻抗會引發高胰島素血症，反之高胰島素血症也會產生胰島素阻抗。這樣的惡性循環將周而復始。細胞不會飢餓；相反地，它充滿了葡萄糖。當葡萄糖溢出細胞外，血糖便會升高。

那新脂肪生成或脂質新生作用（DNL）呢？細胞因為充滿葡萄糖

而沒有多餘的空間，所以 DNL 並不會減少，而會更加積極地製造脂肪來緩解阻塞的葡萄糖。如果產生的新脂肪多於輸出的脂肪，脂肪就會在肝臟堆積，然而肝臟並非為儲存脂肪而設計的器官，於是結果就是脂肪肝。這種溢流的過程完美解釋原本的悖論。

看看血糖，細胞出現胰島素阻抗。看看 DNL，細胞似乎增強了胰島素敏感性。這會發生在具有相同濃度的胰島素和相同胰島素受體的肝細胞中。這種矛盾性已經透過了解這種新的胰島素阻抗過程獲得解決。細胞內部不會肌餓，而是出現超額的葡萄糖負荷。該細胞的物理表現（過量葡萄糖現在經由 DNL 變成脂肪）可被視為肝臟的脂肪浸潤（fatty infiltration）。

圖表 6.5. 太多的糖分 → 脂肪肝→ 胰島素阻抗

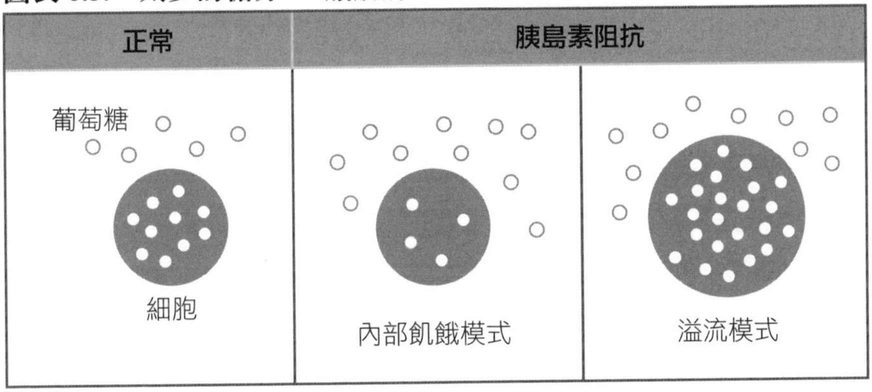

胰島素阻抗主要會造成葡萄糖溢流問題，並導致更嚴重的脂肪肝。作為營養素代謝的第一站，肝臟自然也會成為過度攝取的問題中心。**發生胰島素阻抗的原因主要是由肝臟的過度脂肪浸潤所造成的，而這個因素又是由過量的葡萄糖與果糖攝食所造成的。**換言之，如同圖表 6.5 所示，太多的糖會引發脂肪肝的產生，也就是胰島素阻抗的關鍵問題。

菲力普

（PHILIP）

46 歲的菲力普已經入院接受靜脈抗生素治療糖尿病引發的足部潰瘍。他的足部潰瘍已經持續 10 個月了，儘管整形外科醫生經常給予治療和護理，但它還是感染了。當時他有 5 年的第 2 型糖尿病的病史，正在服用西他列汀（sitagliptin）和二甲雙胍（metformin）來控制他的血糖。我和菲力普及他的父親在醫院裡談論他病情的嚴重性，因為不癒合的潰瘍經常摧毀腳部組織，最終可能得截肢。

菲力普一完成他的抗生素治療後就出院了，我請他參加 IDM 項目。斷食是他信仰的希臘東正教教義的一部分，所以他很快就明白了我們計畫的邏輯。他每週開始斷食一次，並持續 48 小時，在 1 個月之內，他停用 2 種血糖藥物，因為他的數值是正常的。他的「慢性不癒合」潰瘍在一個月內癒合了。

菲利普持續進行 1 年的 IDM 計畫，並期間並沒有服用任何藥物。他的潰瘍沒有再復發、體重減輕了約 9 公斤，他的糖化血紅素（A1C）只有 6.5%，低於他服用兩種藥物時所達到的 7.2%。

希比爾
（SYBIL）

　　69 歲的希比爾罹患第 2 型糖尿病已有 10 年之久，並伴隨高血壓、心臟病、中風等病症；她也動過冠狀動脈繞道手術（triple bypass surgery）（譯註：在冠狀動脈狹窄或發病部位，使用一節或數節的靜脈或動脈血管，將此血管在心臟外部迂迴連接，通過發生狹窄的冠狀動脈，使受影響的心臟肌肉能得到適當的血液供應，進而減除心絞痛的症狀。）。當我見到她時，她說 5 年以來除了服用西他列汀（sitagliptin）和二甲雙胍（metformin）來控制血糖之外，每天還要注射 70 單位的胰島素。她的體重約 92 公斤、腰圍 117 公分、BMI 指數 35.8。

　　參加 IDM 計畫後，她開始實踐低碳飲食、健康脂肪飲食，再配合每隔一天進行 24 小時和 36 小時交替的斷食。她的醫師仔細地控制她的胰島素劑量，以避免高血糖和低血糖的發生，並且密切監控她的健康狀況。在 2 個月之內，她已經能夠停用所有的胰島素和西他列汀。現在，進入此計畫 6 個月後，她已經減了約 14 公斤，腰圍也瘦了 13 公分。她仍持續努力要擺脫所有糖尿病藥物，而她的醣化血紅素（A1C）值已經降至 6.2%，二甲雙胍的劑量也相對減少了。

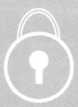

(PART
THREE)

糖與第 2 型糖尿病的增加
Sugar and the
Rise of Type 2 Diabetes

7

糖尿病是一種雙重缺陷的疾病

英國修士兼哲學家奧卡姆的威廉（William of Ockham）（1287～1347）因創立了「簡約法則」（lex parsimoniae），或稱「奧卡姆剃刀定律」（Ockham's razor）而成名。這個定律認為假設最少的假說往往是正確的。換言之，最簡單的解釋通常是正確的。引用阿爾伯特·愛因斯坦（Albert Einstein）的話說：「凡事都應該盡可能單純，但不是簡化」（Everything should be made as simple as possible, but not simpler）。

儘管第 2 型糖尿病被認為是胰島素阻抗所致的疾病，但實際上它代表了兩種不同的生理缺陷。首先，**胰島素阻抗是溢流的現象，是由肝臟和肌肉的脂肪浸潤所引起的**。胰島素阻抗會出現於疾病的早期發展，通常會早於第 2 型糖尿病被診斷出來的前 10 年或更長時間，但是血糖會相對保持正常，因為胰腺 β 細胞會增加胰島素分泌以維持平衡。這種代償性的高胰島素血症會逼迫葡萄糖進入細胞，並維持血糖正常。

圖表 7.1. 引發第 2 型糖尿病的血糖變化 [1]

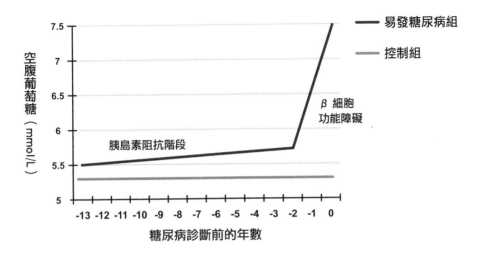

沒有飲食的干預，這種胰島素阻抗必定會導致第二個問題，即 β 細胞功能障礙。而且，幾乎只有胰島素阻抗能導致 β 細胞功能障礙。傳統的醫學認為，這種功能障礙是因胰島素分泌細胞的耗竭和之後產生的瘢痕所致。（譯註：瘢痕是創傷癒合過程的自然產物，但過度修復而導致的病理性瘢痕則會引起外形的毀損和程度不等的功能障礙。）這個想法意味著胰島素阻抗和 β 細胞功能障礙是完全不同的原因所致。然而，鑑於這種相互排斥卻又親密的關係，以奧卡姆剃刀定律來思考，這兩種缺陷肯定是由相同的潛在機制造成的。

唯有在胰島素生成無法跟上胰島素阻抗時，血糖才能飆升到被診斷出第 2 型糖尿病的地步。因此，**這種疾病有兩個潛在的先決條件：升高的胰島素阻抗和 β 細胞功能障礙**。兩個不同階段的血糖濃度發展明顯反映了這兩種不同的異常現象。[2]

⚷ 第 1 階段：高胰島素血症與胰島素阻抗

正如圖表 7.1 所示，胰島素阻抗平均會出現在第 2 型糖尿病之前的 13 年左右。由於代償性的高胰島素血症阻止了更快速的血糖上升，胰島素阻抗也會增加，導致血糖長期性的日益升高。經過十多年，血糖會在這十多年內相對保持正常。這一階段會在兒童和青少年時期加速進行：有些在短短的 21 個月內就能發展成疾病。[3]

內臟脂肪堆積在器官周圍[4]是導致高胰島素阻抗的主要原因。通常在胰島素阻抗變得明顯之前，這種脂肪首先就會在肝臟開始積累。

脂肪肝

正如我們所看到的，肝臟位於食物能量儲存和生成的核心。透過腸道吸收後，以門脈循環的方式將營養物質直接輸送到肝臟。體脂肪實質上是一種儲存食物能量的方法，所以脂肪儲存的相關疾病都與肝臟密切相關。

請記住，所有的脂肪都是不一樣的。過量的膳食性脂肪繞過肝臟，可以儲存在身體的任何地方。皮下脂肪會使體重和 BMI 指數增加，但對健康的影響極小。頂多只是外觀上不討喜，但似乎不會嚴重傷害其他方面的代謝。

過量的膳食性碳水化合物和蛋白質首先會以糖原儲存於肝臟中。一旦糖原儲存已滿，脂質新生作用（DNL）就會將糖原轉化成脂肪，之後再從肝臟輸出到身體所有部位，包括腹部及腹部器官內部。當 DNL 超過肝臟的輸出能力時，脂肪會積累在肝臟，導致中樞性肥胖並對健康產生隱憂，甚至引發脂肪肝。[5]

最後脂肪肝將變得無法再接受更多的葡萄糖，開始產生胰島素阻抗。如前所述，這種胰島素阻抗是一種溢流現象。如圖表 7.2 所示，

其循環過程如下：

1. 高胰島素血症導致脂肪肝。
2. 脂肪肝導致胰島素阻抗。
3. 胰島素阻抗導致代償性的高胰島素血症。
4. 重複循環。

圖表 7.2.　荷爾蒙性肥胖 4：高胰島素濃度→脂肪肝→胰島素阻抗

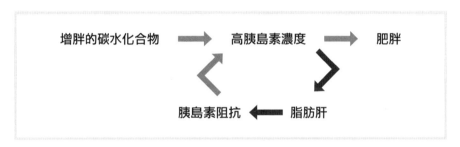

比起會帶來整體的肥胖而言，肝臟裡面的脂肪更會成為胰島素阻抗和糖尿病的關鍵助力。脂肪肝與胰島素阻抗導致的各個階段都有關聯，其中包括從肥胖、前期糖尿病到完整成熟的糖尿病。這種關係在所有的種族和民族中都可以看見。

脂肪肝是看出高胰島素血症和胰島素阻抗正在發展的最明顯指標，也是最早的徵兆之一。脂肪肝會在第 2 型糖尿病的臨床診斷前提早於 10 年以上出現。[6]當肝臟慢慢地積累脂肪，肝臟就會變得愈來愈抗胰島素。脂肪肝可以透過超音波來診斷，而腰圍或腰圍身高比的增加也是一個重要的線索。肝臟損傷的血液指標也常會緩慢地上升，而這一階段被稱為「肝臟發出長而無聲的吶喊」。

脂肪肝會引發兩種主要類型的疾病：酒精性肝病（alcohol-related liver disease）**和非酒精性脂肪肝病**（non-alcoholic fatty liver disease）。前者顧名思義與飲酒過量有關。由於大多數酒精僅在肝臟

代謝，經常性攝入過多酒精會迫使身體產生溢流現象，其結果就是脂肪肝。但是很多患有脂肪肝和糖尿病的人並非酗酒的人，這是一直到最近科學家才開始理解這種關係。

非酒精性脂肪肝病（NAFLD）

維也納大學的阿爾佛雷德·弗洛里許（Alfred Fröhlich）博士在1890年首揭肥胖的神經激素概論。他描述一個突發性肥胖症的年輕男孩，他最終被診斷為腦下視丘（hypothalamus）受損，以致發生難以控制的體重增加。這使下視丘成為能量平衡的關鍵調節者。

在老鼠實驗中，下視丘的損傷會產生無法滿足的食慾並引起肥胖。此外，研究人員很快地發現。這些肥胖的動物都有特徵性的肝損傷，而且這種損傷可能會惡化到使肝臟完全損壞。他們對此感到疑惑，肝臟與肥胖有什麼關係？

堪薩斯州托皮卡退伍軍人管理醫院的醫生塞繆爾·澤爾曼博士（Dr. Samuel Zelman）首先在1952年釐清肝臟與肥胖的關係。[7]酗酒已知會引起脂肪肝，但是他在一名不喝酒的醫院助手身上也觀察到這種疾病，調查後發現他每天竟喝了20多瓶可口可樂！肥胖可能導致相似肝臟損傷的論述在當時是前所未聞的。注意到老鼠實驗數據的澤爾曼博士花了幾年的時間去追蹤另外20名肥胖的非酒精性肝病患者，發現他們一致偏重於富含碳水化合物的飲食。

在將近30年後，梅奧診所（Mayo Clinic）的約根·路德維希（Jürgen Ludwig）醫師也描述了20位非酒精性脂肪肝病（non-alcoholic steatohepatitis，NAFLD）患者。[8]這些患者都有肥胖和糖尿病等肥胖相關的疾病。他們也有不同的肝損傷表徵。這些血液檢查顯示有器官損傷的NAFLD患者會被進一步稱為「非酒精性脂肪性肝炎（non-alcoholic steatohepatitis，NASH），其中的「steato」意思是

「脂肪」，而「hepatitis」意指「肝炎」。非酒精性脂肪性肝炎就是 NAFLD 的更嚴重表現。

在路德維希醫師發現的 1980 年，他寫道，「NAFLD 讓醫生免於在問診時產生尷尬（或更糟的情形）」換言之，在認識沒有酒精的情況也可能發生脂肪肝的情形下，可以避免醫師反覆指責他們的病人謊報飲酒狀況。更重要的是，NAFLD 的新觀念證實了肥胖、高胰島素血症、胰島素阻抗和脂肪肝之間非常密切的關係。而且總是能持續找到各種證實兩者密切關聯的證據。

肥胖者罹患脂肪肝的機率會高出 5 至 15 倍。高達 85％的第 2 型糖尿病患者也有脂肪肝。[9] 即便沒有糖尿病，這些帶有胰島素阻抗的患者也會有較高的脂肪含量。[10] NAFLD 估計會影響至少三分之二的肥胖者。[11] 此外，兒童和成人的 NAFLD 與肥胖和第 2 型糖尿病的發病率皆以驚人的速度上升 [12]。

肝臟內沉積了多少脂肪一直都是胰島素阻抗最重要的指標。[13] 肥胖兒童的高濃度谷丙轉氨酵素（alanine transaminase ，ALT。一種重要的肝損傷的血液標誌物）[14] 直接關係著胰島素阻抗和第 2 型糖尿病的發展。脂肪肝的嚴重程度也與前期糖尿病、胰島素阻抗和 β 細胞功能障礙有關。此外，NASH 已成為肝病晚期，俗稱肝硬化的主要病因，也是西方世界肝移植的主要適應症。在北美，NASH 的患病率估計為總人口的 23％。[15]

這是一個真正令人膽顫心驚的流行病。在一個世代中，非酒精性脂肪肝疾病已經從不知名、完全未知的狀態，搖身成為西方世界肝酶異常（abnormal liver enzymes）和慢性肝病最常見的原因。[16] 這是肝臟疾病中的拳王洛基（Rocky Balboa）。[16]

圖表 7.3.　胰島素阻抗會因脂肪肝而增加 [17]

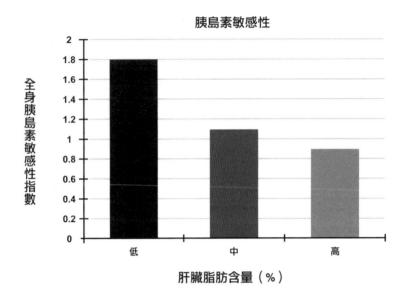

胰島素敏感性

（全身胰島素敏感性指數 / 肝臟脂肪含量（%）；低、中、高）

　　為什麼某些人會有嚴重的肝臟脂肪浸潤，卻沒有肝臟損傷的跡象，而另一些人脂肪很少，肝臟損傷卻很嚴重，答案至今依舊未知？

　　當肝臟緩慢地積累脂肪，胰島素阻抗也會逐步增加。在第 2 型糖尿病患中，肝臟脂肪量和所需胰島素劑量之間存在著密切的關係，[18]並反映出更大的胰島素阻抗。簡言之，肝臟脂肪愈多，胰島素阻抗就愈大。因此，要了解胰島素阻抗，首先要了解脂肪肝是如何發展的。

脂肪肝的發展

　　一個驚人的事實：我可以讓你有脂肪肝。事實上，我可以讓任何人有脂肪肝。最可怕的是：罹患第 2 型糖尿病的關鍵第一步只需要 3 個星期！

　　過多的葡萄糖和胰島素會促使新脂肪生成（脂質新生作用）。如果這比肝臟輸出脂肪細胞的速度還快的話，脂肪就會積累於肝臟中。

這種症狀只要吃下過多的甜點零食就會出現。轉眼之間，脂肪肝疾病就產生了。

除了常規的食物攝取外，研究人員每天還讓體重超重的參與者吃下超過 1000 卡的含糖零食。[19] 這聽起來好像很多，但這只表示每天多吃一小袋糖果、一杯果汁和兩罐可口可樂。3 週後，體重只微幅增加了 2%。然而，由於脂質新生作用（DNL）也有等同的增加，所以肝臟脂肪的增加高達了 27%。這種脂肪肝毫無益處可言，因為肝臟損傷的血液指標還增加了 30%。

但是我們尚有一線生機。當參與者恢復正常飲食時，他們的體重、肝臟脂肪和肝臟損傷指標都會完全恢復。體重下降 4%、肝臟脂肪減少 25%。

脂肪肝是一種完全可逆的過程。清空肝臟過剩的葡萄糖和降低胰島素濃度便能恢復正常。高胰島素血症驅動 DNL，而這也是決定脂肪肝的重要因素。使胰島素濃度正常便可逆轉脂肪肝。精製碳水化合物導致胰島素大量增加，遠比膳食性脂肪更險惡。高碳水化合物會增加 10 倍的 DNL，而高脂肪配合較低的碳水化合物，並不會顯著改變肝脂肪產量。[20]

特別是果糖，儘管它不會產生太多的胰島素反應 [21]，但它才是主要的罪魁禍首，而不是葡萄糖。下一章我們將更詳細地解釋它們之間的原因。相較之下在第 1 型糖尿病中，胰島素濃度非常低，反而會使肝臟脂肪減少。[22]

在動物體內製造脂肪肝也非難事。一種名為肥肝（foie gras）的佳餚就是鴨或鵝的脂肪肝。為了長時間的遷徙，鵝本身自然地會在肝臟儲存大量的脂肪，但四千多年前埃及人開發了一種稱為強飼法（gavage）的技術，以便更快速地生產肥美的鵝肝。這種強迫餵食的方法過去是以人力完成，現在則使用更有效率的方法：大量的高澱粉

玉米糊透過名為「embuc」的餵管每天數次直接餵入鵝或鴨的消化系統。在 10 到 14 天內，其肝臟就會變得肥胖且腫大。

動物的脂肪肝和人體的脂肪肝基本上都是一樣的機制。刻意過度攝取碳水化合物就能發展脂肪肝所必需的高胰島素濃度。1977 年，《美國飲食指南》強烈建議人們少吃脂肪、多吃碳水化合物，如麵包和麵食。結果呢？胰島素濃度依舊顯著的增加。很少人知道我們就跟製作人類版本的鵝肝沒兩樣。

脂肪肝是胰島素阻抗的先兆，但這只是個開始。其他器官中的脂肪，包括骨骼肌和胰臟，[23] 也會在這種疾病中發揮主導的作用。

脂肪肌（Fatty muscle）

骨骼肌是我們用來自由移動四肢的大型肌肉群，如二頭肌、三頭肌、四頭肌，軀幹和臀肌。這使得它們有別於平滑肌（如心臟或橫隔膜），這些平滑肌大多無法自由移動。骨骼肌不僅會燃燒餐後的葡萄糖，還會為自己儲存專用的糖原以防不時之需；而且這些糖原無法供給其他器官利用。不過骨骼肌中的脂肪量也不高，畢竟脂肪需要專門的脂肪細胞來儲存，而肌肉細胞沒有這個作用。

高胰島素血症和過量的糖分會使肝臟透過脂質新生作用（DNL）產生新脂肪，並且將這些三酸甘油脂分布到全身。當脂肪細胞不堪負荷時，骨骼肌也會吸收脂肪，最終導致肌肉纖維之間的脂肪沉積。其專業術語是「肌肉內脂質積累」（intramyocyte lipid accumulatio），常被稱為「脂肪肌」（fatty muscle）。

我們可以從養殖牛肉身上清楚理解這種脂肪肌發展的過程，牛肉纖維之間的脂肪堆積正是其美味之處！牛肉的脂肪條紋呈現清晰可見的大理石紋狀——脂肪與瘦肉的混合。隨著烹調，肉的脂肪融化，使肉質更鮮嫩多汁，因此優質的五花牛肉通常價值不菲，如日本的極品

美食神戶牛肉以其高級的大理石狀油花分布而受到矚目。美國農業部會根據大理石狀油花分布的程度對牛肉進行等級評定，特級牛肉是最高級也最為昂貴的級別，其擁有最多最好的大理石狀油花分布。

牛牧場業主知道大理石狀油花分布幾乎得完全仰賴飲食。乳牛是反芻動物，這意味著牠們通常以草為食，所以不會有大理石狀油花分布。其結果就是一塊美味但不太嫩的牛排。然而，大量攝取穀類的養飼方式能幫助牛隻生長，並增加大理石狀油花分布的增長率。因此，許多草飼乳牛常以玉米養飼作為宰殺前的「最終階段」，來產生所需的脂肪肌肉或大理石狀油花分布。高碳水化合物的飲食會導致脂肪肌，這對牛來說不是什麼祕密，而且對人類也是如此。

脂肪肝會在肝臟內引發胰島素阻抗。脂肪肌也會以同樣的方式在骨骼肌內引發胰島素阻抗。高胰島素血症會迫使過多的脂肪和葡萄糖進入骨骼肌，之後當骨骼肌被完全塞滿，胰島素便無法再推入更多脂肪與葡萄糖，這同樣也是溢流現象。由於骨骼肌的空間有限，所以會促生總體而言最顯著的胰島素阻抗。[24]

骨骼肌中沉積的脂肪與肥胖和胰島素的嚴重程度有密切的關係。[25] 肥胖受試者的肌肉，會與一般人的相同速度，在吸收脂肪酸，但卻僅用一般人的一半速度，燃燒脂肪。所以肌肉中總是有脂肪，不斷在堆積。而改善這個問題的方法就是減重。

為什麼肌肉無法完全燃燒掉這種脂肪呢？答案就在名為「蘭度循環」（Randle cycle）的過程中。

蘭度循環

菲利普・蘭度（Philip Randle）博士首於 1963 年[26]描述葡萄糖脂肪酸（glucose–fatty acid）及「蘭度循環」。蘭度使用離體心臟和骨骼肌細胞製劑證明燃燒葡萄糖的細胞無法燃燒脂肪，反之亦然。此

外，這種現象不需要胰島素或任何荷爾蒙的幫助。身體根本不能同時使用兩種能量。**身體可以燃燒糖分或脂肪，但無法兩者並行。**

　　大多數的細胞可以直接運用脂肪作為能量，但某些重要的細胞，特別是大腦是不能這麼做的。所以**在斷食的狀態下，肝臟、心臟、胰臟和骨骼肌等大型器官會燃燒脂肪**，以確保大腦中的葡萄糖含量。這種重要的生存機制可以最大限度地延長人類不吃東西的時間。但由於肝臟不能經由全身的糖質新生產生足夠的新葡萄糖，所以蘭度循環可以為最需要的地方保存葡萄糖。肝臟也會從脂肪製造酮體，以提供高達 75％的大腦能量需求，並進一步保存葡萄糖。

　　人體依靠脂肪酸阻斷葡萄糖的使用也被稱為「生理性胰島素阻抗」（physiological insulin resistance）。例如在極低碳水化合物飲食或空腹期間，身體大部分時間都會處於燃燒脂肪的狀態，所以葡萄糖便無法在此時被燃燒。當你開始攝取碳水化合物，細胞暫時還無法處理葡萄糖，所以血糖就會上升。這種現象有點像胰島素阻抗，但兩者是完全不同的機制。當胰島素上升後，身體就會轉換成燃燒葡萄糖的狀態，血糖值會因此恢復正常。

　　反之亦然。當身體燃燒葡萄糖時，脂肪就無法被燃燒，但會被儲存下來作為之後的能量消耗。蘭度循環會使葡萄糖量飽和的骨骼肌無法直接燃燒多餘的脂肪。它們燃燒的是葡萄糖，而非脂肪，所以脂肪就會積累。你瞧！這就是脂肪肌與胰島素阻抗。

　　脂肪肌和脂肪肝會導致胰島素阻抗的增加，引發代償性高胰島素血症以保持血糖正常。但正如我們所看到的，這個循環最終會發展成一種典型的、自我強化、產生更多胰島素阻抗的循環。隨著時間的推移，胰島素濃度與胰島素阻抗會不斷上升，最後，你總得付出一些代價——進入第 2 階段。

⚷ 第 2 階段： β 細胞功能障礙

當胰腺 β 細胞（負責生成胰島素）無法跟上胰島素阻抗時，血糖就會快速升高。高胰島素血症這個補償機制會在診斷出完全成熟的第 2 型糖尿病前 1 至 2 年失去作用。隨著時間的推移，胰島素生成會達到高峰，然後開始下降。[27] 胰島素生成的逐漸下降通常被稱為「β 細胞功能障礙」，或者是「胰臟倦怠」（pancreatic burnout）。是什麼導致這種倦怠？

許多研究人員指出高血糖會摧毀 β 細胞。然而有一個明顯且難以應付的問題：因為胰島素阻抗與高胰島素血症的補償機制，所以血糖仍會在標準值內。直到 β 細胞出問題後，血糖才會明顯升高而被發現。因此是 β 細胞功能障礙導致了高血糖，而非高血糖導致 β 細胞功能障礙。

普遍的說法是 β 細胞長時間以來永無止境的高速工作，所以老化損壞。就像一台年久失修的老機器被發動太多次，長期過多的工作量造成了不可挽回的損失。然而，這種**胰臟的慢性疤痕變化**（chronic progressive scarring）**模式存在三個主要問題：**

第一，β 細胞的功能已被證明是完全可逆的。 英國紐卡斯爾大學（Newcastle University）的羅伊‧泰勒（Roy Taylor）博士透過超低卡路里飲食使胰臟功能恢復。[28] 體重減輕可逆轉第 2 型糖尿病的事實也意味著 β 細胞功能的可恢復性。簡單來說，β 細胞不會被耗盡。

第二，頻繁使用通常會強化機能，而非降低。 例如重訓可以使肌肉更為強健，而非永久性的虛弱無力。隨著過度的分泌，腺體通常會變大而非縮小。如果你時常思考和學習，你會增廣見聞；大腦也不會萎縮。β 細胞也是如此。它們應該變大（肥大），而非變小（萎縮）。

最後，β 細胞的耗盡暗示了傷害只會在長期過度使用的情況下發生，這種疤痕與纖維化要花費數十年的過度活動才能產生。它無法解釋為何在兒童及青少年中也開始流行第 2 型糖尿病。目前已有 3 歲以下的兒童出現第 2 型糖尿病的案例，若要說他們的身體功能已出現倦怠，這實在令人難以置信。

β 細胞功能障礙的原因為何？從奧卡姆剃刀定律來看，β 細胞功能障礙應該具有與胰島素阻抗相同的機制。具體而言就是器官的脂肪浸潤，在近期的研究中被推斷為最有可能的罪魁禍首。在第 1 階段，脂肪肝和脂肪肌增加胰島素阻抗。在第 2 階段，脂肪胰（fatty pancreas）產生 β 細胞功能障礙。胰臟並沒有功能倦怠，它只是被脂肪堵塞了。

脂肪胰

高胰島素血症會導致脂肪肝，然後為了減輕肝臟的負擔，新產生的脂肪會從肝臟輸出到身體的其他部位，有些會形成脂肪細胞，有些進入骨骼肌。胰臟也會開始有嚴重的脂肪浸潤。

胰臟的體重與總體重的關係在 1920 年首次被提及。肥胖體型遺體的胰臟含有的脂肪幾乎是纖瘦體型的 2 倍。[29]1960 年，非侵入性照影技術的進步足以直接檢測胰臟脂肪，並建立脂肪胰、肥胖、高三酸甘油酯和胰島素阻抗之間的關係。幾乎所有脂肪胰患者也會有脂肪肝。

最重要的是，脂肪胰顯然與第 2 型糖尿病有關。[30]第 2 型糖尿病患者比非糖尿病者有更多的胰臟和肝臟脂肪。[31]胰臟的脂肪愈多，胰島素的分泌便愈少。[32]簡言之，脂肪胰和脂肪肝是第 2 型糖尿病和非糖尿病之間的差異。

這個差異顯見於胃束帶或胃繞道（詳情請參見第 13 章）減肥手

術期間。這類手術不像無益於代謝的抽脂手術會直接減少脂肪。[33] 肥胖的非糖尿病患者因其胰臟脂肪含量正常，所以手術後即使體重下降，胰臟的含脂量仍保持不變。

肥胖兼第 2 型糖尿病患則因過量的胰臟脂肪，所以進行減肥手術後胰臟脂肪的含量會下降，胰島素分泌的能力得以改善，進一步在手術後數週內成功逆轉第 2 型糖尿病，即使患者們的體重仍破百公斤。過量的胰臟脂肪只會在第 2 型糖尿病患者身上發現，顯然胰臟 β 細胞並非是功能倦怠，而是被脂肪堵塞。有案例顯示，在減肥手術八週後，僅僅去除 0.6 公克的胰臟脂肪，肝臟脂肪和胰島素阻抗便都恢復正常，成功告別第 2 型糖尿病。

減肥手術並非獲得這些改善的唯一方法。「對比研究」（COUNTERPOINT Study）[34] 中突然對卡路里攝取進行嚴格控制的作法成功減少了胰臟的脂肪量，並在數週內重建分泌胰島素的能力。

異位性脂肪（Ectopic fat）指的是脂肪細胞以外的脂肪堆積，其在胰島素阻抗的發展中具有關鍵作用。這包括脂肪肝、脂肪肌和脂肪胰。即使是嚴重肥胖的患者，在沒有異位脂肪積累的情況下，並不會發展出胰島素阻抗。[35] 此一事實能解釋為何約有 20% 的肥胖者沒有胰島素阻抗並具有正常的代謝狀況，[36] 但如果脂肪都沉積在器官而非脂肪細胞中，正常體重者也會發展成第 2 型糖尿病。**脂肪細胞內的脂肪是正常無害的，器官內的脂肪則非常危險。**

內臟肥胖也稱為中樞性肥胖或腹部肥胖，於 1950 年代起開始被注意到[37] 會損害人體的代謝。通常在沒有胰島素的情況下，這些異位脂肪沉積物和胰島素阻抗便無法發展，[38] 因為在胰島素持續處於低濃度的條件下，積累的脂肪會被融化掉。所以要將多餘的卡路里轉化為脂肪，並且一直維持其脂肪的形態，胰島素是必要的。

要發展成第 2 型糖尿病並非只是增加身體脂肪的效果，還要配合

器官內部脂肪的積累。然而致病的原因不能一味歸咎於脂肪，異位性脂肪才是關鍵所在。脂肪肝和脂肪肌會促發第 2 型糖尿病的第 1 階段中的胰島素阻抗。脂肪胰則會促使第 2 階段的 β 細胞功能障礙。而第 2 型糖尿病的雙重缺陷包括：

▲ 由脂肪肝和脂肪骨骼肌引起的胰島素阻抗

▲ 脂肪胰引起的 β 細胞功能障礙

重要的是，這兩種功能性缺陷並非源自不同的機制。它們具有相同的根本問題：由高胰島素血症驅動的器官內脂肪堆積，其源自過量的膳食性葡萄糖和果糖所致。以「奧卡姆的剃刀定律」簡化──過多的糖分會導致 2 型糖尿病──這是最簡單、最直觀、最正確的答案。

♂ 雙重惡性循環：總結

第 2 型糖尿病的維持需要兩種惡性循環：肝臟和胰臟。肝臟的惡性循環率先展開。攝取過多的葡萄糖和果糖導致高胰島素血症、脂肪肝、然後產生胰島素阻抗，惡性循環開始。高胰島素阻抗進一步刺激高胰島素血症，使循環一直持續下去，導致病情隨著時間逐漸惡化。

圖表 7.4.　肝臟的惡性循環（胰島素阻抗）

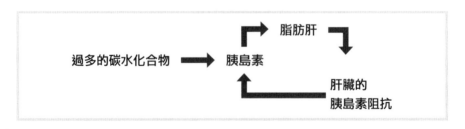

肝臟的惡性循環可能會在胰臟惡性循環開始前持續好幾年。脂肪肝會將新產生的脂肪作為極低密度脂蛋白（very low density lipoprotein，VLDL）輸出到包括骨骼肌肉和胰臟在內的其他器官，藉以紓解肝臟的負擔。隨著脂肪肌的發展，原本只存在於肝臟的胰島素阻抗會發展至全身。當胰臟被脂肪堵塞時，便無法正常分泌胰島素。先前高到足以抵消高血糖的胰島素濃度就會開始下降。

　　於是血糖迅速升高，最終引發第 2 型糖尿病。然而即使胰島素下降，它仍會受到高血糖的刺激，因為身體會嘗試打破惡性循環，關於這點我們很快就會進行討論。

圖表 7.5.　胰臟的惡性循環（β 細胞功能障礙）

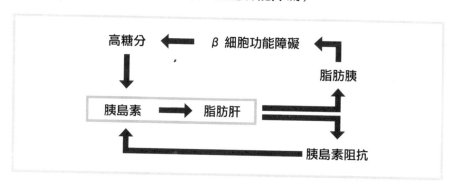

　　肝臟（胰島素阻抗）的惡性循環和胰臟（β 細胞功能障礙）的惡性循環是導致第 2 型糖尿病的雙重惡性循環。但他們有相同的基本機制：過量的胰島素驅使異位脂肪生成及器官浸潤。第 2 型糖尿病發生的原因歸咎於高胰島素血症，高胰島素血症則歸咎於攝取過量的糖（主要是葡萄糖和果糖）。簡而言之，第二型糖尿病完全是由糖分過多所造成的。為了完全理解這個因素，我們必須充分瞭解果糖的致命影響。

8

果糖與胰島素阻抗的關聯

　　2009 年，加州大學舊金山分校的兒科內分泌專家羅伯特・路斯迪格（Robert Lustig）醫師發表了一個以「**糖：苦澀的事實**」（Sugar：The Bitter Truth）為題的 90 分鐘演講。[1] 該大學將此演講發布於 YouTube 上作為醫學教育的一部分。接著一件有趣的事情發生了，這部影片開始在網路上爆紅。這不是一段有趣的貓咪影片，也不是一段蹣跚學步的小孩往爸爸的鼠蹊部投擲棒球的影片，這是一段充滿生物化學和複雜圖表的營養學講座。

　　這個特別的演講吸引了全世界的注意力，而且一直被熱烈關注。現在該影片已經達到 7 百多萬次的瀏覽量，該影片備受注目的重點是什麼？「**糖有毒。**」

　　路斯迪格並非首位警示糖分攝取過多有危險的醫師。1957 年，著名的英國營養學家約翰・尤德金（John Yudkin）醫師便警告：「糖會增加心臟病的發病風險。」然而世界選擇遵循安賽・基斯（Ancel Keys）醫師的譴責膳食脂肪理論。在離開醫學學術界後，尤德金撰寫一本具有先見之明的專書，名為《純，白，致死性》（*Pure, White, and Deadly*），可惜依舊沒有獲得大多數人的共鳴。

　　1977 年的《美國飲食指南》曾警示大眾糖分的危險，但很快地被反脂肪熱潮推得消失無蹤。膳食性脂肪成為頭號眼中釘，糖分相關

的議題則如日落黃昏般消退。然後糖分的攝取量自 1977 年到 2000 年穩定地攀升，肥胖率也隨之上升。10 年後，第 2 型糖尿病就像牛皮糖般怎麼也甩不掉。

單靠肥胖並不能完全解釋糖尿病近年來高漲的原因，一些肥胖率低的國家也有較高的糖尿病發生率，反之亦然。[3] 在 2000 年到 2010 年期間，斯里蘭卡的肥胖率僅上升 0.1％，但糖尿病卻從 3％上升到 11％。同一時期，紐西蘭的肥胖率從 23％上升到 34％，而糖尿病從 8％下降到 5％。糖分攝取量可以解釋這樣的差異性。

糖的基本知識

碳水化合物是糖分、是一種單分子（也稱為簡單醣類（simple sugars）或單醣（monosaccharides）），也可以是糖鏈（也稱為複合糖（complex sugars）或多醣（polysaccharides））。葡萄糖和果糖（fructose）就是一種單醣碳水化合物。**食糖**（Table sugar）**也被稱為「蔗糖」**（sucrose），是一種雙鏈碳水化合物，因為**其含有一個葡萄糖和果糖分子**。

天然生成的碳水化合物被視為「非精製」或「未加工」，包括水果、蔬菜和穀物（raw grains）中的糖分。精製碳水化合物皆已經過加工處理，例如磨製麵粉的小麥、拋光去殼且易於蒸煮的白米、用酸和酶處理過，可製成糖漿的玉米。

就如我們在第 5 章所看見的，**血液中主要存在的糖分是葡萄糖，我們可以稱之為血糖**。人體內的每一個細胞都可以使用葡萄糖，它能在整個身體內自由循環。如肌肉細胞需要葡萄糖來快速提升能量，某些如紅血球的細胞只能藉由葡萄糖來獲得能量。

果糖是存於水果中的天然糖分，它是自然產生的最甜的碳水化合

物，且**唯有肝臟可以代謝果糖**，它並不會自由循環於血液中。大腦、肌肉和其他組織都無法直接使用果糖來獲取能量。攝取果糖不會明顯改變人體的血糖濃度，因為它們是不同的糖分子。果糖也不會直接刺激胰島素反應。

蔗糖是由一種葡萄糖分子和一種果糖分子連結而成的，具有半葡萄糖和半果糖的成分。化學上，高果糖玉米糖漿（high-fructose corn syrup）與蔗糖類似，係由55％的果糖和45％的葡萄糖所組成。純果糖一般不直接食用，而是加進加工食品中。

澱粉是馬鈴薯、小麥、玉米和白米中主要的碳水化合物，其為長鏈葡萄糖。澱粉由植物產生，具有能量儲存的功能。有時這類植物會生長於地下，例如根莖類蔬菜；有時後會生長於地上，例如玉米和小麥。按重量計，澱粉的成分比重為約70％的支鏈澱粉（amylopectin）和30％直鏈澱粉（amylose）（兩者皆為葡萄糖鏈）。包括人類在內的動物會將葡萄糖分子連接在一起作為糖原，而不是澱粉。

一旦食用，澱粉中的葡萄糖鏈會被分解成單獨的葡萄糖分子並被吸收到腸內。如麵粉等精製碳水化合物會被迅速消化，而如豆類等未加工的碳水化合物則需要更長的消化時間。正如第4章所解釋的，升糖指數（glycemic index）能反映各種碳水化合物提高血糖的量。純葡萄糖能引起最大的血糖上升，因此視其為最大參考值100。其他食物也都是根據這個標準來衡量的。

其他像是果糖或乳糖（在牛奶中發現的糖）等膳食糖類不會顯著升高血糖濃度，因此具有較低的升糖指數。由於蔗糖成分為葡萄糖和果糖各半，因此具有中等血糖指數。

果糖既不會使血糖升高，也不會讓胰島素增加，使果糖多年來被認為優於其他甜味劑。「源自水果且不會提高升糖指數的全天然甜味**劑！」聽起來確實很健康。但它背後其實潛藏一面黑暗，**幾十年來都

沒有被注意到。當我們專注於血糖時，容易忽視果糖的毒性；唯有透過觀察肝臟脂肪的緩慢堆積才能發現端倪。

🔑 只要劑量足，萬物皆有毒

被認為是現代毒理學奠基者的瑞士醫師帕拉塞爾蘇斯（Paracelsus，1493 ～ 1541）把基本的原理簡單歸納為「**只要劑量足，萬物皆有毒**」（The dose makes the poison），意指：任何東西在過量時都可能是有害的，即便是那些被認為有益的東西。**氧氣在高濃度下具有毒性；水也是如此，果糖當然也不例外。**

在 1900 年以前，人們平均每天攝取 15 到 20 公克的果糖，而且全都來自野生水果。野生水果中的果糖含量並不多，舉例而言，一顆蘋果每 100 公克含有 7.6 公克的糖分；一顆葡萄柚只含有 1.2 公克。第二次世界大戰時，大片農地開始種植甘蔗和甜菜並加工成蔗糖，且比過去更加便宜與更容易取得。於是戰後每人平均的攝取量上升到每天 24 公克，1977 年則達到 37 公克。

1960 年代，蔗糖糖液，高果糖玉米糖漿（high-fructose corn syrup，HFCS）的發明改變了一切。它是從美國中西部流出的廉價玉米所加工製成，它的生產成本遠低於其他種類的糖。為了增加利潤，大型食品公司開始以這種便宜的糖漿取代蔗糖。不久，所有可以想像的加工食品：披薩醬、湯、麵包、餅乾、蛋糕、番茄醬、抹醬等全都有高果糖玉米糖漿的身影。

果糖攝取量開始一飛沖天。到了 1944 年，每人每天平均要攝取 55 公克或總熱量的 10 ％。果糖攝取量在 2000 年達到高峰，是過去 100 年來的 5 倍。尤其是青少年，他們每天攝取 72.8 公克的糖，占總卡路里的 25 ％。在 1970 年代末到 2006 年之間，每人平均攝取含糖

飲料的量幾乎翻了一倍,達到每天 141.7 大卡。那些使用大量高果糖玉米糖漿的國家,其糖尿病患病率比其他國家增加了 20％。順道一提,美國是高果糖玉米糖漿競賽無可爭議的重量級冠軍,每人平均攝取將近約 25 公斤。[4] 只要劑量足,萬物皆有毒。

果糖與脂肪肝

果糖比葡萄糖更能影響肥胖的形成。從營養學的觀點來看,果糖和葡萄糖皆不含必需營養素。作為甜味劑,兩者的性質相似,但因為人體對果糖的代謝有其獨特方式,所以果糖會比葡萄糖更有害於人體健康。

身體中的每個細胞都可以使用葡萄糖來產生能量,果糖卻必須透過肝臟代謝。過量的葡萄糖可以分散到整個身體作為能量,**果糖則像導彈一樣瞄準肝臟**。

當我們吃下大量的葡萄糖,例如澱粉,這些糖分會循環到每個細胞,並幫助分散糖量負荷。肝臟以外的細胞能代謝人體攝取葡萄糖量的 80％。在進食期間,心臟、肺部、肌肉、大腦和腎臟都可以吸收這種「自助餐式」的葡萄糖大餐,最後會剩下 20％讓肝臟去消化,並轉化成糖原儲存。

換成另一種情況,當我們吃下大量的果糖,它們只會往肝臟衝,因為沒有任何細胞能夠使用或代謝它們。想想看這對於一個體重約 77 公斤普通人的意義。蔗糖提供等量的葡萄糖和果糖。而 77 公斤的身體會代謝葡萄糖,但是僅有約 2 公斤重的肝臟卻必須獨自代謝掉所有果糖。

而且肝臟會無上限地將果糖代謝成葡萄糖、乳糖和糖原,所以吃得愈多,代謝就愈多。還有精製過程會去除碳水化合物中天然的蛋

白質、纖維和脂肪，這些被除掉的成分也一併帶走了飽足感。例如，1000卡的烤馬鈴薯會讓你打飽嗝，但同樣1000卡的含糖可樂卻不會，儘管這兩者都是碳水化合物，但是前者是未加工食物，後者則經過高度加工。

結果是我們對於如高果糖玉米糖漿等精製碳水化合物的消化速度比較快，因為我們不會有飽足感，我們會吃得更多，而血糖就會因而上升。當糖原儲量滿載時，脂質新生作用（DNL）的過程會將過量的果糖直接轉變為肝臟脂肪。

過度攝取果糖會增加5倍的脂質新生作用（DNL），[6]如果用同等熱量的果糖代替葡萄糖，會在短短8天內讓肝臟脂肪增加38%。這種脂肪肝在胰島素阻抗的發展中至關重要。**在所有碳水化合物中，果糖引發脂肪肝的能力是獨一無二的**。此外，這種來自果糖的惡性作用不需要高血糖或高胰島素濃度的幫助就能產生破壞。果糖導致脂肪肝的問題就如子彈列車一樣快速必然，並且會刺激胰島素阻抗日益嚴重。

脂肪肝和因其產生的胰島素阻抗，是高胰島素血症和肥胖症的關鍵，這代表著果糖遠比葡萄糖危險。保守估計，對於一個平均77公斤的人來說，果糖引起脂肪肝的風險約為34倍，進而導致肥胖和胰島素阻抗。

這與人體代謝乙醇（ethanol）（酒精）的方式非常相似。一旦攝入後，組織只能代謝20%的酒精，剩下80%直接投向肝臟。[7]肝臟會將酒精代謝為乙醛（acetaldehyde），進而促發脂質新生作用（DNL），所以酒精和果糖一樣容易形成肝臟脂肪。[8]這也說明了酒精攝取對於引發脂肪肝疾病的作用。

圖表 8.1.　荷爾蒙性肥胖 5：果糖、脂肪肝和胰島素阻抗

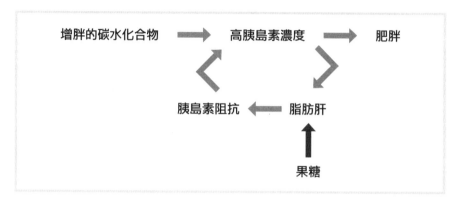

🔑 果糖與胰島素阻抗

　　早在 1980 年就已知曉：實驗可以證實過度攝取果糖會激發胰島素阻抗。健康受試者每天攝入超過 1000 卡的果糖，僅 7 天後，其胰島素敏感性就會惡化 25 %。相較之下，受試者過量攝取葡萄糖並無出現任何類似的惡化。[9]

　　2009 年的一項研究強化了果糖是輕易引發健康受試者胰島素阻抗的論點。[10] 受試者每天都會喝一種即溶、有各種水果口味的飲料，並且占每日總熱量的 25 %。這個數字看起來也許很遙遠，但許多人在飲食中的確攝取了這麼高比例的糖。果糖組（而非葡萄糖組）的胰島素阻抗增加了以致於他們被臨床分類為前期糖尿病，這種發展只需要 8 週的果糖過量攝取。

　　值得注意的是，只需要 1 週的果糖過量攝取就可以引起胰島素阻抗。只需要 8 週便能讓前期糖尿病侵門踏戶。經過幾十年的高果糖攝取會發生什麼事呢？答案是糖尿病——正是我們目前所面臨的難題。

♀ 果糖與全球糖尿病流行

超過 175 個國家的資料顯示，糖尿病與糖分攝取是密切相關的，而非肥胖。舉例來說，亞洲的糖分攝取量每年攀升近 5%，即使這個數值比北美還要穩定，甚至低下，糖尿病海嘯還是襲捲而來。2013年，中國成年人約有 11.6％患有第 2 型糖尿病，[11] 而且這些人的 BMI 指數平均只有 23.7，是在理想的範圍內。相比之下，美國糖尿病患者平均 BMI 指數為 28.7，屬於超重範圍。

想想看在 1980 年時，中國人只有 1％患有第 2 型糖尿病，而且他們的傳統主食還是白米。在攝取如此高的碳水化合物的情況下，中國人依舊幾乎沒有肥胖或第 2 型糖尿病，原因就在於他們幾乎不吃糖（圖表 8.2）。白米等精製碳水化合物是由長鏈葡萄糖組成，而蔗糖則含有等量的葡萄糖和果糖。

在 1990 年 後 期，INTERMAP 研 究（ 譯 註：INTERMAP，International collaborative study of Macronutrients, micronutrients and blood Pressure，為探討飲食因素對血壓影響之研究。）比較了英國、美國、日本和中國的飲食。自研究開始以來，中國的糖分攝取量穩步增長，其糖尿病的發病率也不斷上升。加上原來的高碳水化合物攝取量，中國人目前正面臨著糖尿病災難。

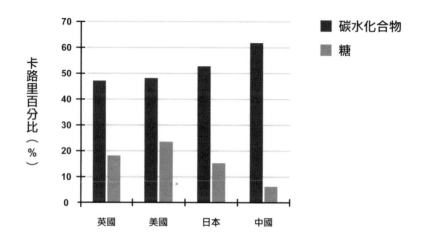

雖然程度較輕微，但同樣的故事也發生在美國。美國人逐漸從食用穀類作為碳水化合物來源，轉為食用玉米糖漿的糖類作為其來源。[14] 請看圖表 8.3；當 1970 年代後期穀物和果糖攝取量開始上升時，其結果是肥胖和第 2 型糖尿病流行的開始。

糖比其他精製碳水化合物還要容易增胖，並且特別容易導致第 2 型糖尿病。每人每天增加 150 卡路里，糖尿病患病率就會上升 1.1％。[15] 每增加約 255 毫升的汽水，糖尿病風險會增加 25％、代謝症候群風險會增加 20％。[16] 其他食物組（非膳食性脂肪、非蛋白質）則無顯示與糖尿病的任何顯著關係。

糖尿病的形成該歸咎於糖，而非其他卡路里來源。果糖的過度攝取會直接促發脂肪肝，並直接導致胰島素阻抗。高果糖玉米糖漿（與糖的化學結構幾乎相同）的攝取量也與糖尿病有關。[17]

圖表 8.3.　美國用高果糖玉米糖漿取代全穀碳水化合物 [18]

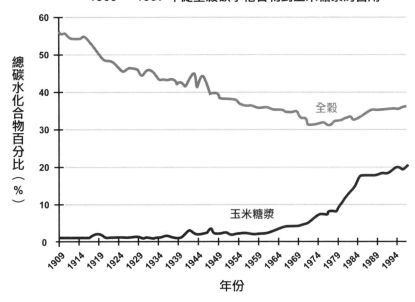

1909 ～ 1997 年從全穀碳水化合物到玉米糖漿的替用

果糖的過度攝取還有一個問題。糖和其他高度精製的碳水化合物有什麼區別？導致患病的共通點又是什麼？羅伯特‧路斯迪格醫師說的對：「就是果糖」。「只要劑量足，萬物皆有毒」——就我們目前的攝取量來看，糖就是一種毒。

♪ 果糖毒性

出於幾個原因，果糖是一種特別有毒的物質。首先，正如我們所知，只有肝臟能夠代謝它，所以**幾乎所有攝入的果糖都會被儲存為新產生的脂肪**。這種過多的肝脂肪直接導致胰島素阻抗。

其次，肝臟會毫無限制地代謝果糖。消化的果糖愈多，就會產生愈多的肝臟性脂質新生作用及愈多的肝臟脂肪，而非胰島素。果糖並

無法有效促發限制食物攝取的天然飽腹感，並且無法自我停止新脂肪的過量生產。這就解釋了為什麼即使吃飽了，你仍然可以吃甜點。

此外，果糖沒有其他排出的管道。肝臟會安全而輕鬆地把過多的葡萄糖儲存起來作為糖原，並在身體需要能量時分解成葡萄糖。換言之，身體無法直接儲存果糖。當身體有足夠的能量來滿足其實際需求時，肝臟會經由不容易逆轉的過程將果糖代謝成脂肪。因此，身體只能處理少量的果糖。請記住，只要劑量足，萬物皆有毒。

然而，這種毒性並不會太明顯。短時間內果糖並不會造成多大的健康風險，因為其不會影響血糖和胰島素濃度，而是透過對脂肪肝及胰島素阻抗的影響來發揮其毒性，這可能需要幾十年的時間才會顯現出來。短期的研究往往側重於胰島素、血糖和卡路里，而錯過了這種長期的影響，就像吸菸的短期研究會忽視長期的癌症風險。

蔗糖和高果糖糖漿將都具有等量的葡萄糖和果糖，在肥胖和第 2 型糖尿病的發展中會引起雙重作用。葡萄糖不只是一種「空卡路里」（譯註：空卡路里（Empty Calories）是指該食物的卡路里來源多為較單一的碳水化合物或蛋白質或脂肪，且幾乎不含維生素和礦物質等營養成分。），它也是一種精製的碳水化合物，可以刺激胰島素的產生，甚至導致脂肪肝。

反過來說，果糖的過度攝取會在不顯著干擾血糖或胰島素濃度的情況下，直接導致脂肪肝和胰島素阻抗。果糖比葡萄糖更容易引起脂肪肝，並引發惡性循環。胰島素阻抗會導致高胰島素血症，以及更嚴重的胰島素阻抗。

因此，不論是短時間或是長時間來看，葡萄糖和果糖等糖類都會刺激胰島素的分泌。如此一來，蔗糖比僅含有葡萄糖的澱粉（例如麵粉中的支鏈澱粉）更具有威脅性。再來，儘管升糖指數使葡萄糖的作用明顯，但果糖的作用卻被完全隱藏起來，長期以來則使科學家淡化

了這種糖在肥胖中的作用。

　　一個看似有用的解決辦法是用人造甜味劑取代果糖，雖然它們的製作方法與在人體中是如何被代謝等議題已經遠遠超出本書的範圍，但我仍不認為這是解決果糖過量攝取的好方法。事實勝於雄辯：我們已經在飲食中使用大量的甜味劑，但糖尿病並沒有消失。我們能討論為何人工甜味劑應該有所幫助，但事實是，它們並沒有幫助到我們。

　　所以當路斯迪格醫師在 2009 年隻身站上舞台，宣布糖有毒時，全世界都全神貫注地聆聽。這位內分泌學教授告訴我們一件或許我們早已有所覺的真相：雖然糖不完全有錯，但只要量足夠多，任何形式的糖都是一種毒物。再次強調，只要劑量足，萬物皆有毒。

9

代謝症候群

代謝症候群（metabolic syndrome，MetS）的鑑定，最初稱為「X綜合症」，是過去 30 年來的重大醫學進展之一。2005 年國家膽固醇教育計畫（National Cholesterol Education Program，NCEP）成人治療第三版（Adult Treatment Program III，ATP III）中，**在下列五項指標中只要符合其中任三項，便可定義為代謝症候群**[1]：

1. **腹部肥胖**：男性腰圍超過 40 吋，女性腰圍超過 35 吋；
2. **高密度脂蛋白（HDL）濃度低**：男性低於 40 mg／dL 或女性低於 50 mg／dL 或接受藥物治療中；
3. **高三酸甘油酯**：超過 150 毫克／分升或接受藥物治療中；
4. **高血壓**：收縮壓超過 130 mm Hg（最高值）或舒張壓超過 85 mm Hg（最低值）或接受藥物治療中；
5. **高血糖**：空腹血糖 > 100 mg／dl 或接受藥物治療中。

代謝症候群幾乎影響到北美成年人口的三分之一[2]，這一連串的問題增加了近 300％的心臟病風險。代謝症候群也會增加中風、癌症、非酒精性脂性肝炎、多囊性卵巢症候群和阻塞型睡眠呼吸中止症（Obstructive Sleep Apnea）的風險。更令人擔憂的是，代謝症候群在我們的孩子中愈來愈常見。[3]

那代謝症候群與糖尿病有什麼關係？事實證明，關係可大了。

⚡ 瞭解代謝症候群

1988 年，史丹福大學（Stanford University）的傑拉德·瑞文（Gerald Reaven）醫師在接受班廷獎章時，提出一個單一症候群的概念，這也成為所有糖尿病醫學界最著名的學術講座之一。[4] 他將此症候群稱為「X 症候群」來表示一個未知的單一變量，也是導致這個問題的關鍵。但是這個 X 因子是什麼呢？

我們對代謝症候群的瞭解始於 1950 年代，當時研究人員提出一種高三酸甘油酯和心血管疾病之間的密切關係報告。令他們吃驚的是，高三酸甘油酯血症（hypertriglyceridemia）並不是因為於吃太多脂肪引起的；相反地，主要是由過量的膳食性碳水化合物和之後引發的高胰島素血症所致。[5]

大約在同一時間，早期的胰島素測定證實許多血糖上升幅度較小的人，有嚴重的高胰島素血症。這被理解為是對胰島素阻抗升高的一種補償機制。瑞文醫師在 1963 年觀察到，心臟病發作的患者常同時伴隨高三酸甘油酯和高胰島素血症[6]，而這兩種疾病是緊密相連在一起的。

早在 1966 年，研究人員便指出高血壓與高胰島素血症之間的關係[7]。到了 1985 年，研究表明：許多原發性高血壓（顧名思義，其發病的根本原因仍不明）與高胰島素濃度有密切相關。[8]

請記住，代謝症候群患者形成的原因皆有一組共同的風險因素。高血糖症狀，不論是由於胰島素阻抗增加，中樞性肥胖、高血壓和脂肪異常（abnormal lipids）導致的，都反映了相同的潛在問題[9]。代謝症候群的每個額外成分也會增加未來心血管疾病的風險。事實上，21世紀的主要疾病——心臟病、癌症、糖尿病——都與代謝症候群及其共同原因 X 因子有關。事實證明 X 因子就是高胰島素血症。[10]

值得注意的是，雖然由 BMI 定義的肥胖通常會與代謝症候群相連結，但約有 25% 具有正常葡萄糖耐量的非肥胖者身上也發現代謝症候群的蹤影。再次強調，**問題不在於肥胖，而是腹部肥胖**。同樣地，低密度脂蛋白（LDL 或「壞」膽固醇）的高水平顯然不是代謝症候群的形成條件，儘管目前大多使用他汀類藥物（statin medications）來降低 LDL 膽固醇。

最近的研究已經支持並擴展這種「單一症候群擁有共同致病原因」的概念。讓我們看看這一切是如何發生的。

從脂肪肝到代謝症候群

正如我們前面所見，肝臟位於新陳代謝以及營養素流動的交會處，特別是碳水化合物和蛋白質。它緊鄰腸道的下游，營養物質在門脈循環（portal circulation）中進入血液，並直接進入肝臟。其中最主要的例外是膳食性脂肪，其會被直接吸收到淋巴系統中成為乳糜微粒。這些乳糜微粒不會經過肝臟，而是直接進入血流中。

作為負責儲存和分配能量的主要器官，肝臟自然是胰島素的主要作用部位。當碳水化合物和蛋白質被吸收時，胰臟便分泌胰島素，通過肝門靜脈（portal vein）（這是一條直達肝臟的高速公路）。因此，肝門系統和肝臟血液中的葡萄糖和胰島素濃度通常比身體其他部位高 10 倍。

胰島素會促進食物能量的儲存以供之後使用，此機制使我們能夠在飢荒時期生存下來。肝臟喜歡在糖原長鏈（long glycogen chains）中儲存額外的葡萄糖，因為葡萄糖是一種容易獲得的能量形式。然而，肝臟內儲存糖原的空間是有限的。想想冰箱，我們很常將食物（葡萄糖）放入冰箱（糖原）並再次取出。一旦糖原儲備充足，肝臟

必須為過量的葡萄糖找到其他儲存形式。**透過脂質新生作用（DNL）將這種葡萄糖轉化為新生的三酸甘油酯分子，也就是所謂的體脂肪。**

高三酸甘油酯血症

這些新生的三酸甘油脂是由葡萄糖轉變，而非膳食性脂肪。這個概念很重要，因為由脂質新生作用（DNL）製造的脂肪是處於高度飽和。攝取膳食性碳水化合物（不是膳食性飽和脂肪）會增加血液中的飽和脂肪水平。血液中（不是飲食中）的飽和脂肪與心臟疾病有密切的關係。

三酸甘油酯分子在需要時會被分解成脂肪酸，脂肪酸可以直接被大多數器官使用，但這種過程比使用糖原還要麻煩，唯一的好處只有「無限的儲存空間」。可以想像地下室裡有一台冰櫃。雖然因為距離遠，使你在拿取食物（三酸甘油酯）進出冷凍庫（脂肪細胞）時覺得麻煩，但是冷凍庫的大小可以讓你儲存更多的食物。而且如果需要，地下室還有足夠的空間放置第二個或第三個冷凍庫。

這兩種儲存形式展現不同特色及互補的功能。儲存的葡萄糖或糖原（冰箱）容易獲得，但容量有限。儲存的體脂肪或三酸甘油酯（冷凍庫）很難進入，但容量不受限制。

脂質新生作用（DNL）的兩個主要活化因子為胰島素及過量的膳食性果糖。飲食中高碳水化合物的攝取（較低程度的蛋白質攝取）會刺激胰島素分泌並啟動 DNL 新生大量脂肪，但是過量的 DNL 可能壓垮輸出機制，導致新脂肪在肝臟中的異常性滯留。[11] 當你將愈來愈多的脂肪塞進肝臟，它會充血腫大，接著經由超音波診斷為脂肪肝。如果肝不是儲存脂肪的適當地點，那麼多餘的新脂肪應該去哪裡？

首先，你可以試著將其燃燒成能量。然而，身體在餐後保有許多可用的葡萄糖，並無理由燃燒新的脂肪。想像一下，你去市場買了很

多食物並塞滿整個冰箱。你可以選擇吃掉，但是數量實在太多了。如果你無法處理掉，大部分的食物便會被放在桌上腐爛。所以這個選項不可行了。

你的糖原「冰箱」已經滿了，剩下唯一可行的作法就是把新生脂肪移到其他地方，這個機制被稱為脂質運輸的內在途徑（endogenous pathway）。基本上，三酸甘油酯會與特殊蛋白質包覆在一起，形成極低密度脂蛋白（very low– density lipoproteins VLDL），並釋放到血液中以幫助舒緩擁擠的肝臟。[12]

由於更多的膳食葡萄糖和果糖意味著更多的脂質新生作用（DNL），也意味著更多的 VLDL 必須被釋放 [13,14]。所以這種大量輸出且富含三酸甘油酯的 VLDL 粒子是血液中三酸甘油酯濃度高的主要原因 [15]，而且在所有膽固醇的標準血液測試中都可以檢測到。最後，過量的葡萄糖和果糖就會導致這種高三酸甘油酯血症。

圖表 9.1.　荷爾蒙性肥胖 6：高三酸甘油酯的作用

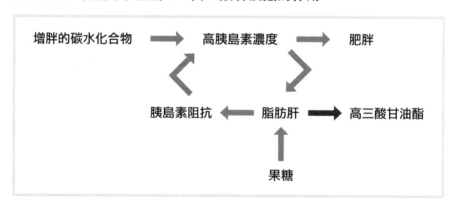

高碳水化合物飲食會增加極低密度脂蛋白（VLDL）的分泌，並提高 30％～ 40％血液中三酸甘油酯的濃度。[16] 這也就是所謂的「碳水化合物誘發的高三酸甘油脂血症」（carbohydrate-induced hypertriglyceridemia），只要持續 5 天攝取高碳水化合物就會發生這個現象。瑞文醫師表示，血液中三酸甘油酯濃度上升的大部分責任，都要歸咎於高胰島素血症和果糖。[17] 簡言之，**胰島素濃度和果糖的消化愈多，就會導致愈高的三酸甘油酯濃度。而這一切都只是由於糖分過多。**

低濃度的高密度脂蛋白（HDL）

當極低密度脂蛋白粒子（VLDL）在血流中循環，胰島素會刺激肌肉、脂肪細胞和心臟小血管中的荷爾蒙——脂蛋白脂肪酶（LPL）。這種脂蛋白脂肪酶會將三酸甘油酯運出血液，並送進脂肪細胞儲存。隨著極低密度脂蛋白釋放三酸甘油酯，其顆粒會變得更小、更密集；此時則稱為「極低密度脂蛋白殘餘物」（VLDL remnants），肝臟會重新將它們吸收。反過來，當肝臟將這些殘餘物釋放回血液中會形成低密度脂蛋白（LDL）。低密度脂蛋白（LDL）可由標準血液膽固醇檢測（standard blood cholesterol panels）測量，通常被認為是「壞」的膽固醇。

低密度脂蛋白通常是醫生和患者最關心的指標。而高三酸甘油酯會強烈直接影響心血管疾病，[18] 幾乎和低密度脂蛋白一樣嚴重。高三酸甘油酯血症會使心臟病的風險增加多達 61%，[19] 自 1976 年以來，美國的三酸甘油酯平均濃度不斷上升，估計有 31%美國成年人的三酸甘油酯濃度升高[20]。就算高三酸甘油酯血症本身不太可能導致心臟疾病，然而降低三酸甘油酯的藥物也不能降低心血管疾病的風險。[21]

高濃度的低密度脂蛋白並非發展代謝症候群的標準。具有指標意義的佛明翰研究（Framingham studies）表明，低濃度的高密度脂蛋白（HDL，「好」膽固醇）與心臟病具有密切相關[22]，且比低密度脂蛋白更容易預測出心臟病。

低濃度的高密度脂蛋白被發現與高三酸甘油酯有密切的關聯：高密度脂蛋白濃度低的患者中超過 50％也會有高三酸甘油酯。高三酸甘油酯會活化名為「膽固醇酯轉移蛋白」（CETP）的酶，以降低高密度脂蛋白的濃度。如此，「低碳水化合物飲食也能增加高密度脂蛋白」的論點也就不足為奇了 [23]。如同三酸甘油酯一樣，低濃度的高密度脂蛋白不會引起心臟病，但卻是一個有力的指標。[24]

目前可以確定的是代謝症候群的典型血脂檢查指標：高三酸甘油酯和低濃度的高密度脂蛋白是由過量的極低密度脂蛋白（源於高胰島素血症、攝取過多葡萄糖和果糖）所造成的 [25]，也就是糖分太多了。

圖表 9.2. 荷爾蒙性肥胖 7：脂肪肝→低濃度的高密度脂蛋白

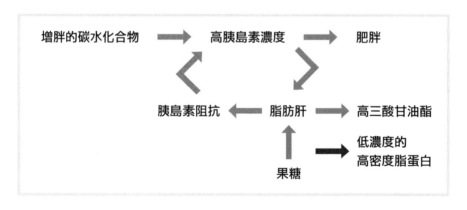

腹部肥胖

脂肪細胞會因為吸收並儲存三酸甘油酯而變得更大。 這對我們的健康不會特別危險，因為脂肪細胞就是用來儲存脂肪的。但是從進化的角度來看，因為生命都喜歡肥美的食物，所以過胖並不安全。

脂肪細胞會藉由釋放瘦素（leptin）以避免自己過於肥胖。它會發信號給下視丘，讓我們會停止進食、停止分泌胰島素，然後體重就會減少。如此一來，肥胖就成為預防高胰島素血症的第一道防線。

胰島素會促進脂肪儲存，瘦素則拼命地想要減少儲存。如果瘦素表現得更強勢，體重就會減輕，脂肪也會大量減少。這項機制可以讓我們保持理想的體重。**問題在於我們是如何發胖的呢？**當胰島素持續高升並且停留時間太長（這是胰島素阻抗的典型症狀）時，就會出現這個問題。

如果你的體脂肪太多，瘦素就會被釋放以降低食物攝取量。此時胰島素應該會減少，體重也應該要降低，但在胰島素阻抗的情況下，胰島素濃度會持續升高，身體會持續儲存脂肪，於是瘦素也會持續高升。**如同所有荷爾蒙一樣，有作用就會有抗性，所以持續高濃度的瘦素便會產生肥胖症中常有的瘦素抗性**。這是胰島素和瘦素之間的拉鋸戰，如果你吃太多的糖，最終將會是胰島素勝出。

胰島素會讓葡萄糖從血液移動到細胞中，持續性的高胰島素血症會讓更多葡萄糖進入肝臟，創造更多新脂肪。當高胰島素血症持續運轉，新脂肪就會被大量生產並壓垮脂肪細胞，導致脂肪肝，導致下一階段胰島素阻抗。在此再次強調，**攝取的果糖會直接轉化為肝臟脂肪**，加劇脂肪肝的風險。

如果讓此情形持續下去，充血的肝臟會膨脹受傷。肝細胞無法安全地處理更多的葡萄糖，但胰島素還硬要把更多葡萄糖塞進去。肝臟唯一的選擇是拒絕葡萄糖進入。這就是所謂的胰島素阻抗，其會發展成身體對抗高胰島素血症的第二道防線。

肝臟瘋狂地透過輸出三酸甘油酯來減輕脂肪堵塞，造成三酸甘油酯在血液中的濃度上升，形成代謝症候群的典型徵兆。異位性脂肪（Ectopic fat）會堆積在其他器官，如胰臟、腎臟、心臟和肌肉。隨著腰圍的增加，腹部周圍的脂肪會變得明顯，形成「啤酒肚」，最近也被稱為「小麥肚」。這種腹部或內臟脂肪是代謝症候群最重要的預測指標。[26] 外科手術切除內臟脂肪可逆轉胰島素阻抗[27]，去除皮下脂

肪則無此代謝功效。[28]

高血糖

　　除了積累在腹部之外，脂肪還會堆積在沒有儲存功能的器官內。縱使胰臟會增加胰島素來保持血糖濃度正常，但故事尚未就此結束。肝臟和骨骼肌因脂肪而膨脹的狀態也會增加胰島素阻抗。

　　還有，**異位性脂肪會阻塞胰腺，干擾正常功能運作**，進而讓胰島素濃度下降。當脂肪胰不能產生代償性高胰島素血症時，血糖便會飆升並超過腎閾值（renal threshold）而出現症狀。葡萄糖溢出到尿液中，形成糖尿病的典型症狀——過度排尿、口渴和體重減輕。

高血壓（hypertension）

　　高血壓通常被稱為「沉默的殺手」，因為它雖然沒有任何症狀，卻會促發心臟病及中風。大多數找不到具體病因的病例會被稱為「原發性高血壓」（essential hypertension）；然而高胰島素血症即是其中的關鍵因素。

　　50 多年前，研究人員首次提出高血壓與高血胰島素濃度有關。[29]從此以後有多項研究，如歐洲胰島素阻抗研究小組（European Group Study of Insulin Resistance）[30]也證實了這個觀點。持續飆升的高胰島素濃度會使血壓正常的人罹患高血壓的風險翻倍。[31]一個對所有可用研究的全面性評估指出：高胰島素血症會使高血壓風險增加 63％。[32]

　　胰島素會透過多重機制增加血壓。[33]胰島素會透過提高腎臟再吸收鈉（鹽）的能力來增加心輸出量（心臟的收縮力）[34]和血液循環量。此外，胰島素會刺激分泌能夠幫助身體水分再吸收的抗利尿激素（anti-diuretic hormone）。這種鹽分和水分的保留機制會增加血容量，從而導致血壓升高。胰島素也會收縮血管，增加內部的壓力。[35]

圖表 9.3.　荷爾蒙性肥胖 8：高胰島素血症及高血壓

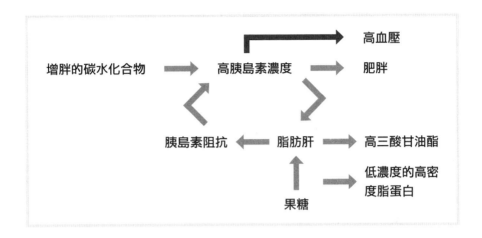

♂ 代謝症候群的嚴重性

高三酸甘油酯、低濃度的高密度脂蛋白、中樞性肥胖、高血糖和高血壓都會顯著增加所有現代代謝疾病的發作（如心臟病、中風、週邊血管疾病、第 2 型糖尿病、阿茲海默症和癌症）。這些症狀會聚集在一起，但並非每一個人都會出現上述所有的疾病：某人三酸甘油酯可能偏低；某人可能因胰島素阻抗而產生高血糖；某人則可能產生高血壓。但是，出現其中一種因素就會增加擁有其他因素的可能性，因為它們皆來自相同的根本原因。

即使是體重少少地上升 2 公斤，也極可能是高胰島素血症或胰島素阻抗的徵兆，其次是低濃度的高密度脂蛋白。接著大致在同一時間會出現高血壓、脂肪肝和高三酸甘油酯。最後一個出現的症狀通常是高血糖，進而診斷為第 2 型糖尿病。

西蘇格蘭研究（The West of Scotland study）[36] 確立脂肪肝和升高的三酸甘油酯會發現於診斷出第 2 型糖尿病之前。脂肪肝會在代謝症

候群的初期發生。雖然幾乎所有的代謝症候群患者都有脂肪肝，但事實並非如此。只有少數脂肪肝患者會有全面的代謝症候群綜合徵（見圖表9.4）。

圖表 9.4.　荷爾蒙性肥胖 9：全面性的代謝症候群

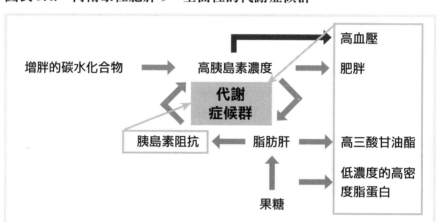

胰島素阻抗和第 2 型糖尿病並非代謝症候群的病因，因為它們本身就是代謝症候群的一部分，**高胰島素血症才是兇手**。而高胰島素血症的元兇則是過量的果糖和葡萄糖（特別是果糖的攝取量）。肥胖和第 2 型糖尿病是代謝症候群中的一個關鍵部分，最後你也知道，它們都是由太多的糖所引起的。

　　肥胖、胰島素阻抗和 β 細胞功能障礙都是防禦機制。肥胖的產生會經由將新產生的脂肪安全地儲存在脂肪細胞，以避免脂質新生作用（DNL）壓垮肝臟。我們知道這是因為患有脂肪代謝障礙（lipodystrophy，其特點是缺乏脂肪細胞）的罕見基因疾病患者[37] 表現出代謝症候群的所有表徵：脂肪肝、三酸甘油酯升高和極高的胰島素阻抗，但無體重上升的現象。在脂肪代謝障礙的齧齒動物中，只要將脂肪細胞移植回來就可以完全治好代謝症候群。

脂肪細胞其實是保護身體免於代謝症候群，而非致病的原因。因為沒有脂肪細胞，脂肪肯定會儲存在器官中，這才會導致代謝症候群。如果脂肪能被儲存於脂肪細胞中，就不會出現任何代謝性的傷害。**肥胖是保護身體免於高胰島素血症與胰島素阻抗的第一道防線。**

同樣地，胰島素阻抗是身體想要阻止脂肪積累在器官內，而將其阻擋在細胞之外。因為**肝臟已經滿了而拒絕讓更多葡萄糖進入，這個結果被視為胰島素阻抗，也是身體的第二道防線。**

停止胰臟分泌胰島素則是最後一道防線。當血糖急速升高並超過腎閾值，便會發生所有糖尿病的典型症狀。但這也代表不堪負荷的葡萄糖已被安全排出體外，不會再引起更嚴重的代謝損傷。其核心問題是處理過量的葡萄糖和胰島素，但以糖尿病的症狀為代價。其根本問題仍是攝取了太多的糖分，而身體正為此拼命地透過尿液排出糖分。

我們對肥胖、胰島素阻抗和 β 細胞功能障礙的所有怪罪，實際上都是身體對付幕後兇手（太多的糖分攝取）的對策。而當我們了解根本原因時，所有問題（包括第 2 型糖尿病）的答案也水落石出。我們需要擺脫糖，並降低胰島素。

如果我們無法解決過多糖分攝取、過多的胰島素和異位性脂肪，那麼問題只會更嚴重。如果我們能解決根本的原因，那麼第 2 型糖尿病，甚至整個代謝症候群都將完全治癒。

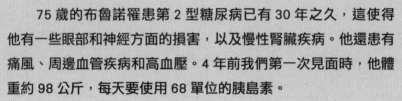

布魯諾

（BRUNO）

　　75 歲的布魯諾罹患第 2 型糖尿病已有 30 年之久，這使得他有一些眼部和神經方面的損害，以及慢性腎臟疾病。他還患有痛風、周邊血管疾病和高血壓。4 年前我們第一次見面時，他體重約 98 公斤，每天要使用 68 單位的胰島素。

　　當他開始進行強化膳食管理計畫（IDM），採取低碳水化合物的健康飲食，並每隔一天進行 36 小時的斷食後，四週內，他已能完全停用胰島素，從此以後都不再需要了。這個結果令他十分震驚，因為他已經使用胰島素二十多年了。另外，他不再需要任何血壓或膽固醇的藥物治療。他最近的 A1C 數值只有 6.1%，這使他被歸類為前期糖尿病而非糖尿病。

　　布魯諾很快就適應了新的飲食和斷食方式，即便在幾年後還是能持之以恆。在過去四年中，他陸陸續續瘦了約 22 公斤，腰圍也少了 24 公分。

拉維
（RAVI）

　　拉維現年 40 歲，在他 28 歲時被診斷出患有第 2 型糖尿病。在開始服用降血糖藥物之後，他需要的劑量變得愈來愈高，最後醫生讓他進行胰島素治療，他被告知一輩子都得接受胰島素治療。此外，他也發展出高膽固醇和高血壓。除了服用卡納格列淨（canagliflozin）和二甲雙胍（metformin）之外，他每天都要使用 102 單位的胰島素。儘管服用了這麼多的藥物，他的 A1C 數值仍然是 10.8％，這表明他的血糖已經完全失控了。

　　當拉維加入強化膳食管理計畫（IDM）時，他轉而採取低碳水化合物的健康飲食，並開始一週進行 3 次 36 小時的斷食。在兩週之內，他已能停用胰島素，而他的血糖也前所未見的理想，他不必再服用二甲雙胍，他的醫師也幫他的膽固醇和血壓藥物減少了四分之一的劑量。另外，他瘦了約 10 公斤，腰圍減了 18 公分。加入計畫十個月後，現在他仍繼續服用一種非胰島素藥物，但他的 A1C 數值為 7.4％，並持續改善中。

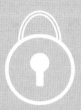

(PART FOUR)

錯誤的治療第 2 型糖尿病的方式
How Not to Treat
Type 2 Diabetes

⑩

錯誤的治療方式：胰島素

　　傳統的第 1、2 型糖尿病治療長期以來都需要注射外源性素胰島素。人類胰島素可以在實驗室中生成，並製成便於注射的包裝，這是現代製藥科學的偉大勝利。20 世紀早期和中期大部分研究都集中在嚴重缺乏胰島素的第 1 型糖尿病上。如果沒有外源性胰島素替代，細胞就不能使用葡萄糖，它們會挨餓、體重減輕，最終走向死亡。這個致命的疾病已經得以控制，但注射胰島素並非完全無害。

　　配合飲食攝取量（尤其是碳水化合物）調配胰島素劑量是很重要的，因為當血糖偏離正常範圍太遠時就會出現併發症。劑量不足會導致高血糖（hyperglycemia）；劑量過量則導致低血糖（hypoglycemia）。輕度的低血糖反應會使患者出汗和顫抖，嚴重的反應則包括癲癇發作、意識喪失和死亡。2014 年，近 10 萬名急診患者和 3 萬名住院患者都與低血糖有直接的關聯。[1]

　　極高的血糖會導致第 1 型糖尿病患者引發糖尿病酮酸中毒，而第 2 型糖尿病患者則會因此引發非酮酸性昏迷（non-ketotic hyperosmolar coma），但這些併發症皆相對罕見。另外，從以前直到 1990 年代初期，甚至還不確定輕微升高的血糖是否危險。因此，幾十年來，標準的醫療手段是保持血糖濃度稍高，但低於葡萄糖的腎臟閾值 10 mmol / L。在這個濃度上，腎臟會將葡萄糖完全吸收，好讓葡萄糖不會溢出

到尿液，從而避免典型的糖尿病症狀：過度排尿和口渴的現象。保持略高於正常濃度能避免低血糖症和高血糖症狀。這個在過去，被認為是一個可以接受的權衡之計，因為沒有人有明確證據指出這個濃度是有害的。但這一個觀點在 1993 年完全被改變了。

⚥ 胰島素和葡萄糖毒性作用（ glucotoxicity ）

在 1983 年到 1993 年之間，針對第 1 型糖尿病進行一個大型、隨機、控制的糖尿病控制與併發症試驗（Diabetes control and Complications Trial；DCCT）[2]，證明積極的胰島素治療，包括嚴格控管血糖濃度可以獲得驚人的正面成效。透過密切監測和每日多次的胰島素注射來保持血糖水平盡可能接近正常，可以防止與高血糖相關的終端器官損傷（end-organ damage）：因糖尿病引起的眼疾減少 76%、腎臟疾病減少 50%、神經損傷減少 60%。

2005 年，研究人員發表一項名為〈糖尿病干預與併發症流行病學研究〉（Epidemiology of Diabetes Interventions and Complications，EDIC）的後續研究[3]。他們追蹤 90% 的原 DCCT 試驗患者長達 17 年，發現積極胰島素治療以驚人的速度減少 42% 的心血管疾病。這兩項研究確立了葡萄糖毒性作用，即高血糖對第 1 型糖尿病有害。

然而這並非全無代價，在積極胰島素治療組中，DCCT 研究出現的低血糖症狀會比接受標準治療的患者多 3 倍，有些患者體重還會大幅增加。9 年後，該組中幾乎有 30% 的受試者體重明顯增加，其 BMI 指數的數值增加皆超過 5。這遠遠超過接受傳統胰島素治療的人所受的影響。積極治療組有四分之一的 BMI 從 24（正常體重）增加到 31（肥胖），這實在非同小可。不只如此，他們還不斷出現其他危險徵狀。他們的體重於腹部區域增加，也就是中樞性肥胖，已知會增加未

來罹患心血管疾病的風險。其他關鍵風險因子，如血壓、膽固醇也有上升現象。

圖表 10.1. 積極胰島素治療導致體重增加 [4]

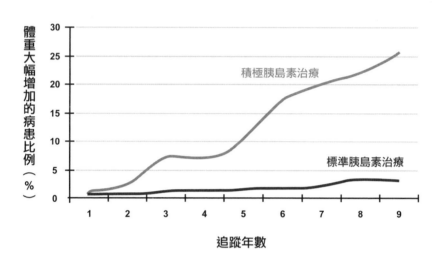

經過時間的推移，體重、腰圍和胰島素劑量持續排山倒海地增長。積極胰島素治療還會導致代謝症候群。體重增加最多的第 1 型糖尿病患者在冠狀動脈鈣化（coronary artery calcification，CAC）和頸動脈內膜中層厚度（carotid intimal medial thickness，CIMT）的評分最高；[5] 他們的高胰島素劑量足以預測出晚期動脈粥狀硬化的數值 [6]。重度使用胰島素以降低血糖的作法，已經產生所有胰島素過量會發生的問題：肥胖症、代謝症候群和動脈粥狀硬化。儘管有這些副作用，積極胰島素治療在證實有益心血管的情況下，仍然值得冒險一試，但此前提也僅適用於第 1 型糖尿病。

然而葡萄糖毒性作用（血糖升高是器官損傷的主要原因）被用於第 1 型和第 2 型糖尿病，該模型尚未被證實也適用於第 2 型糖尿病，

但這似乎只是時間問題。給予足夠的胰島素或其他藥物來保持血糖正常才是合理的治療。即便在今天，大多數醫生仍堅持這種未經證實的第 2 型糖尿病治療，這真的有用嗎？

♪ 葡萄糖毒性作用與第 2 型糖尿病治療

具有指標意義的 DCCT 試驗已經確定了第 1 型糖尿病的葡萄糖毒性作用。英國的前瞻性糖尿病研究（The United Kingdom Prospective Diabetes Study，UKPDS）開始於 1970 年代，期待能證明積極控制血糖在第 2 型糖尿病中的益處[7]。此研究主要有兩個方面：首先，積極控制血糖是否會減少併發症；其次，不同藥物之間是否有其差異。該研究隨機分配了近 4000 名新診斷的第 2 型糖尿病患者，進行傳統治療或積極治療，並使用現有的藥物：胰島素、硫醯基尿素類（SUs）和二甲雙胍。

此研究於 1998 年發表，結果出乎意料地糟糕。**積極性治療幾乎沒有好處可言**。當然，它能成功地降低平均血糖，但更高的藥物劑量卻導致更多的體重增加，平均增加 2.9 公斤。特別是胰島素組的平均體重增加了 4 公斤。降血糖反應也顯著增加，以上還是可預期的副作用。雖然這項治療可減少眼部疾病發生，但這樣的益處還不夠。10年嚴格的血糖控制也沒有對心血管產生正面影響：心臟病發作和中風沒有減少。這種落差實在令人震驚，而且這還不是最糟的。

在 UKDPS 子研究 34（UKDPS sub-study 34）[8] 中分別使用二甲雙胍，該研究專注於過重的第 2 型糖尿病患者。二甲雙胍將血紅蛋白A1C 血糖濃度從 8.0％降至 7.4％，這是好的，但不如胰島素和硫醯基尿素類（SUs）等更強大的藥物治療結果。儘管血糖降低效果平平，但在心血管的表現卻是驚人的。二甲雙胍降低了 42％的糖尿病相關

死亡率，心臟病的風險也減少了高達 39％，遠遠超越了強力的降血糖藥物。換言之，你服用的是哪一種糖尿病藥物非常重要。二甲雙胍可以挽救生命，其他的藥物卻不能，但是它的降血糖作用仍不夠優越。因此，在第 1 型糖尿病中證實的葡萄糖毒性作用，無法適用於第 2 型糖尿病。

科克倫集團（Cochrane group）是一個備受尊敬的醫生和研究人員獨立的組織，其後估計血糖控制僅占心血管疾病風險的 5 ～ 15％[9]。然而，這還不是最終的結果。美國國立衛生研究院厭倦了這所有的爭議，仍然對第 2 型糖尿病的葡萄糖毒性作用充滿信心，開始大規模的資助「控制糖尿病患者心血管疾病風險的行動」（Action to Control Cardiac Risk in Diabetes，ACCORD）的隨機研究[10]，該研究始於 1999 年。

ACCORD 研究招募超過 10,000 名第 2 型糖尿病患者，他們被認為是心臟病和中風的高危險族群。該試驗部分是為了測試服用積極血糖控制藥物是否會降低心臟病、中風、心血管疾病死亡，以及其他心血管意外的風險。

其中一組患者接受標準治療，另一組則接受高劑量胰島素藥物治療，藉以盡可能降低血糖到正常值。ACCORD 的首項研究結果發表於 2008 年，並且證實積極藥物治療可以降低 A1C 數值。這對健康有什麼影響嗎？當然會有影響，積極性治療會一直消耗患者的壽命，與預期完全相反。或許就是因為進行醫療干預，積極性治療的患者死亡率比標準治療組快 22％。這相當於每 95 例接受治療的患者就有一例死亡。就倫理而言，這項研究不能再繼續下去了。

許多類似的研究也在同時間結束。「糖尿病和血管疾病控制評估的行動」（Action in Diabetes and Vascular Disease Controlled Evaluation，ADVANCE）它們的隨機研究專注在積極血管控制，以及

患有血管疾病的第 2 型糖尿病患者身上，其研究結果與 ACCORD 研究結果同時發表。[11] 這種降低血糖策略依舊沒有提供任何心血管方面的益處；謝天謝地，也沒有提高死亡率。相反地，降血脂藥物正如所料減少了心血管疾病的發生。因此，某些藥物確實對第 2 型糖尿病患者有益，但不包括那些降低血糖的藥物。

之後進行了兩項隨機對照試驗，藉此確認這些令人失望的結果。榮民糖尿病事件研究（Veterans Affairs' Diabetes Trial，VADT）發現積極性藥物治療無法為心臟、腎臟或眼疾帶來明顯的益處。[12] 初始甘精胰島素干預的降低效果試驗（The Outcome Reduction with an Initial Glargine Intervention，ORIGIN）以提早使用胰島素來治療前期糖尿病。[13] 但其對於心臟病、中風、眼疾、以及周邊血管疾病並無減少的效果，也無任何健康益處。包括胰島素、二甲雙胍、噻唑烷二酮類（TZDs）和硫醯基尿素類（SUs）等第 2 型糖尿病的典型治療，完全沒有改善健康的狀況。

ACCORD 研究、ADVANCE 研究和 VADT 試驗的所有患者都接受了長期的追蹤，並發表了長期性結果 [14]，但是其中幾乎沒有新的資訊。所有的試驗都認為以藥物進行積極血糖控制並不能挽救生命，只有些許（如果有的話）的益處，而且還有嚴重的副作用，包括低血糖反應的風險增加。最大的擔憂是常用的硫醯基尿素類（SUs）、噻唑烷二酮類（TZDs）和胰島素會導致已經肥胖的患者體重增加，這可能會引發心血管疾病。而不會增加胰島素的二甲雙胍便不會引起肥胖，其最重要的差別就在於此。

1999 年同行評審（譯註：同行評審是一種學術成果審查程序，即一位作者的學術著作或計畫被同領域的其他專家學者評審）的評論顯示，人們的擔憂已經滲透到真正的問題上：一個胰島素過高的病人加劇了高胰島素血症。英國諾丁漢大學（University of Nottingham，

U.K.）的理查·丹那利（Richard Donnelly）博士寫道：「其研究結果也可以解釋為胰島素和硫醯基尿素類在肥胖症中同樣有害，其可能是因為高胰島素血症引起的。」[15]

第 1 型糖尿病患血液中的胰島素不足，所以補充胰島素是合乎邏輯的，但第 2 型糖尿病患血液中的胰島素過高，所以給予更多的胰島素似乎就成為問題。畢竟，讓酗酒者多喝酒只是無濟於事。在中暑患者身上使用加熱毯也非明智之舉。透過曝曬更多的陽光來治療曬傷更是雪上加霜。提供胰島素給胰島素過多的人當然也不會有所改善。從邏輯而言，有效地治療第 2 型糖尿病需要一種能同時降低葡萄糖和胰島素的方法，進而同時最小化葡萄糖和胰島素的毒性。

胰島素毒性與雙重糖尿病（double diabetes）

由於使用胰島素積極控制血糖，會導致第 1 型和第 2 型糖尿病患者的體重增加和代謝症候群，而第 1 型糖尿病患者不會自我生成胰島素，所以這種高胰島素血症的根本原因只會是醫源性的（由治療引起）。這聽起來是否有點耳熟？**高胰島素血症便會導致胰島素阻抗。**在第 1 型糖尿病患者中，過多的胰島素會導致與第 2 型糖尿病相同的問題。換言之，第 1 型糖尿病中高劑量胰島素會引發第 2 型糖尿病，也就是雙重糖尿病（double diabetes）：他們不會自我生成胰島素，並且因外源注射產生所有高胰島素血症的問題。

第 1 型糖尿病會出現第 2 型糖尿病的所有症狀，但其原因不在於高血糖，而在於高胰島素血症。歐洲糖尿病前瞻性併發症研究（EURO – DIAB study）[16] 預測第 1 型糖尿病死亡的風險因素。研究發現，血紅蛋白 A1C 檢測的葡萄糖毒性作用並非重要的危險因素。最重要的可變危險因素是腰臀比（一種內臟脂肪的測量方式）、血壓

和膽固醇，這都是代謝症候群和高胰島素血症的指標。

許多研究也確認了 EURO－DIAB 研究的結果。舉例來說，黃金世代研究（Golden Years Cohort Study）[17] 追蹤 400 名第 1 型糖尿病病史超過 50 年的患者。他們戰勝了困境並存活下來。其中的祕密是什麼呢？我想肯定不會是嚴格的血糖控制吧。他們的 A1C 數值平均在 7.6%，有些人來到 8.5 ～ 9.0%，其遠高於 7.0% 的標準建議目標。事實上，黃金世代研究中的患者沒有人的 A1C 數值是在正常範圍的，這也排除了葡萄糖毒性作用的重要性。黃金世代研究中的所有患者血糖控制並不理想，但卻擁有良好的健康狀況。其共通點在於低胰島素劑量。他們明顯少有肥胖、高血壓和其他高胰島素血症的表現。

這只有兩種毒性作用在運作。第 1 型糖尿病在初期時，葡萄糖毒性作用會是主要的治療重點。第 1 型糖尿病是因為身體無法生成足夠胰島素所致，第 2 型糖尿病則是胰島素阻抗的作用所致，所以不論是第 1 型還是第 2 型，如果你持續增加胰島素劑量來降低血糖，你只是拿較高的胰島素毒性去換較少的葡萄糖毒性作用。隨著時間的推移，胰島素毒性便成為生存的關鍵決定因素，因為它會導致代謝症候群及其後遺症、心血管疾病和癌症。**最佳治療策略是降低血糖和胰島素。**

第 2 型糖尿病小鎮：一種比喻

還記得第 6 章的日本地鐵助推員嗎？還記得他們是怎麼把愈來愈多的人群塞進早已爆滿的車廂？還有那些看似能解決問題的荒謬方法？那正是我們用胰島素治療第 2 型糖尿病的後果。

當我要告訴第 2 型糖尿病患者他們身體裡所發生的事情時，我會用一種稍微不同的比喻。我不談你身體裡的細胞或地鐵上的乘客，而是想像你住在「糖尿病小鎮」（DiabetesVille）的「肝臟街」上。在那裡，每個人都很友善，日夜皆不閉戶。胰島素先生一天三次趕到街

上，並挨家挨戶為每位居民送上一小杯葡萄糖享用。生活過得幸福快樂，每個人都開心。

過了一段時間後，胰島素先生上街的頻率愈來愈頻繁，不久他便開始倒給你整桶的葡萄糖。他需要每天晚上清空葡萄糖車，否則他會失去工作。有一段時間，你會把多餘的葡萄糖儲存在你的房子裡，繼續過生活。但最後你的房子裡充滿葡萄糖，並開始腐爛和發臭。你試圖找胰島素先生評理，但也無濟於事。因為每條街上的每一戶都有同樣的問題。

現在你該怎麼辦？你憤怒地大叫：「我不要這種有毒的葡萄糖！我已經太多了，而且我不想要了。」你把前門鎖好，好讓胰島素先生無法再把有毒的東西塞進你房子裡。有一點葡萄糖是好的，但這個數量實在太可笑了。「**只要劑量足，萬物皆有毒**」。你只能透過抵制胰島素先生的有毒葡萄糖來保護你的家。那就是胰島素阻抗！

胰島素先生發現現在愈來愈難消耗掉葡萄糖了，並開始擔心自己要被炒魷魚，於是他決定找更多兄弟來解決。他們會打破你家大門，倒進好幾桶葡萄糖，直到你把門換成鋼筋製的大門，藉以增加你家大門的抵抗力。胰島素先生會找到更多胰島素同伴，而你也會把門變得更堅固。**胰島素愈多，阻力就愈大。阻力愈大，胰島素就愈多。**

房子裡有很多葡萄糖堆積著，你會把它們變成脂肪包裝起來送給你在胰臟大街、骨骼肌大道及其他地方的朋友們。（這時，在我們的細胞中，葡萄糖已經刺激了胰島素分泌並且淹沒了肝臟，進而促進脂質新生作用（DNL），將葡萄糖轉化為新的脂肪分子，多餘的脂肪會積累在肝臟造成損傷，所以腫脹的肝臟會自我解壓，將這些脂肪送到胰臟、骨骼肌和腹部器官周圍，同時胰島素仍試圖強迫葡萄糖進入，肝細胞便會透過增加胰島素阻抗來保護自己。）

回到糖尿病小鎮。挨家挨戶的門都已被狗群（而且都是大型犬）

重重保護起來。胰島素同伴現在無法消耗巨大的葡萄糖負擔。葡萄糖不斷地溢到大街上。內分泌博士走進小鎮並且還不確定該怎麼辦才好。之後他決定，葡萄糖確實是有毒的，必須立即清掃街道。

儘管有大量的胰島素同伴徘徊，內分泌博士擬出最好的解決辦法卻是使用更多的胰島素。他僱傭更多的胰島素暴徒，將更多的葡萄糖塞進房子裡，然後自得意滿地說：「看，街上變乾淨了。」

最終，房子裡的葡萄糖還是會再滿出來，並且再次增加家家戶戶的抵抗程度。即使僱再多暴徒也無法塞入更多的葡萄糖了。內分泌博士是否有解決一些葡萄糖負荷了呢？他是否阻止葡萄糖進入城市了呢？沒有！他對每個問題都只用同一種辦法：帶來更多的胰島素。對於一個拿著錘子的男人來說，眼前的一切都如同一根釘子。

在我們的身體裡，過多糖分會導致過多的胰島素。但目前接受的解決方案是給予更多的胰島素。如果胰島素濃度已經很高了，為什麼你還想要更多？胰島素不僅沒有消除糖分，反而只是把它送到身體的所有器官。即便高血糖的症狀有所改善，但愈高的胰島素劑量只會造成愈多的胰島素阻抗，第 2 型糖尿病也會因而惡化。

我們認同高血糖濃度是有害的。不過應該很少人會去質疑：如果這種高葡萄糖濃度在血液中是有毒的，那麼在細胞中應該也是有毒的吧？**當葡萄糖進入細胞的速度快於能量被使用的速度時，葡萄糖便會在細胞內積累。**胰島素阻抗在全世界人們的所有器官裡產生的原因正是為了防止這種有毒的糖負荷。這是一件好事，而不是壞事。

胰島素不能真正消滅身體的葡萄糖；它只能將多餘的葡萄糖從血液中帶走並強迫它們進入細胞等任何地方：眼睛、腎臟、神經、心臟。隨著時間的推移，所有的器官都會因過多的葡萄糖而開始腐爛。使用如胰島素等藥物來掩蓋住身體組織的血糖，最終只會帶來破壞。**第 2 型糖尿病的正確治療關鍵在於擺脫多餘糖分，而非讓糖分一直在**

身體裡跑來跑去。其根本問題同時包含了過多的糖和過多的胰島素。

♂ 高胰島素血症、胰島素毒性和疾病

　　高胰島素血症早在 1924 年就被認為具有潛在問題，[18] 但直至最近才有研究人員開始關注此類數據，而且有效的證據不勝枚舉。[19] 過多的胰島素會導致胰島素毒性，這也直接牽涉到許多疾病。[20]

動脈粥狀硬化和心血管疾病

　　雖然第 2 型糖尿病與許多併發症有關，包括神經、腎臟和眼睛損傷，但在心血管疾病相關的發病率和死亡率才是最重要的。[21] 簡言之，**大多數的糖尿病患者皆死於心血管疾病**。早在 1949 年，動物研究便顯示胰島素治療會引發早期的動脈粥狀硬化，也被稱為動脈硬化，這是心臟病、中風和周邊血管疾病的先兆。胰島素會加速炎症反應的每一個步驟進行，這些步驟皆是疾病發展的指標，包括初期、炎症、脂肪細胞形成、纖維斑塊形成和晚期病變。[22] 此外，纖維斑塊含有胰島素受體[23]，胰島素會刺激斑塊的生長，加速動脈粥狀硬化，大大增加心血管疾病的風險。這些相同的研究經由實驗表明，防止過量的胰島素可以扭轉這種狀況。[24]

　　如果你不接受糖尿病藥物治療，心臟病風險會隨著高血糖的程度而增加。[25] 胰島素能降低血糖，所以才會一直被假設能預防疾病。然而，只有在葡萄糖毒性作用會導致心臟疾病的前提下，才能符合這樣的假設，而這個前提並不會發生。人們普遍不了解的是，如果不使用糖尿病藥物，高血糖只能說明糖尿病的嚴重程度。拿胰島素毒性去交換葡萄糖毒性作用的減少並無明顯益處。

　　英國一般執業資料庫（UK General Practice Database）確定了

2000 年至 2021 年間有超過 84,000 名新診斷的糖尿病患者。[26] 胰島素治療並沒有降低心臟病風險；反而使死亡率翻倍。對於心臟病、中風、癌症和腎臟疾病也是如此。胰島素可以降低血糖，但無法降低心臟病或死亡的風險。[27]A1C 血糖濃度 6.0％的患者被認為是優秀的對照，與那些 A1C 數值為 10.5％的糖尿病患者相比，後者被視為不受控制的糖尿病。[28] 最終他們需要積極使用胰島素來降低葡萄糖毒性作用，但唯一要付出的代價就是產生胰島素毒性。跟第 1 型糖尿病一樣，高胰島素劑量是不好的、有害的。

圖表 10.2. 第 2 型糖尿病使用胰島素並增加死亡風險 [29]

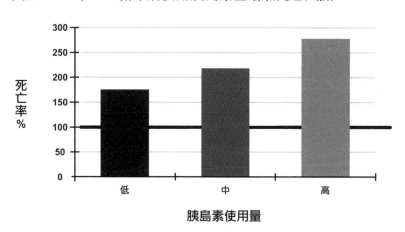

這些結果已經不是新聞了。1996 年魁北克心血管研究（Quebec Cardiovascular Study）等大量人口數據庫的審查發現，高胰島素血症是心臟病的主要危險因素 [30]。在加拿大薩斯喀徹溫省（Saskatchewan）對超過一萬二千名新診斷糖尿病患者的審查發現「死亡率風險和胰島素使用濃度之間存在顯著且漸進的關聯」。[31] 其嚴重性並非泛泛之輩。與未使用胰島素的患者相比，高胰島素組的死亡風險高達 279％。以胰島素治療第 2 型糖尿病的效果並不好，而且

是有害的。簡言之，胰島素劑量愈高，死亡風險就愈高。

此外，胰島素治療的時間愈長，心血管疾病的風險就愈高。[32]2011 年的一項研究顯示，低血糖和高血糖死亡的風險都極高，這也反映了葡萄糖和胰島素的雙重毒性。同樣地，胰島素的使用難以置信地會增加 265％的死亡風險。[33]

卡迪夫大學（Cardiff University）對 2004 年至 2015 年間近 10％的英國人口進行審查發現，較低的 A1C 數值與死亡率風險升高有關，主要由使用胰島素而增加了 53％的風險所致[34]。在本研究中，沒有其他藥物會增加死亡的風險。荷蘭的一個數據庫將每日接受高劑量胰島素與心血管風險增加 3 倍的因素聯繫在一起[35]。在心臟衰竭患者中，胰島素的使用與其死亡風險增加 4 倍以上有關。[36]

過多的胰島素就會產生毒性，在第 2 型糖尿病的狀態中更是如此，因為其胰島素低線仍處於極高的狀態。給予更多的胰島素可以降低血糖，但會惡化潛在的高胰島素血症。拿胰島素毒性去交換葡萄糖毒性作用的減少並無明顯益處。

癌症

糖尿病、如同肥胖和前期糖尿病一樣，都會增加罹患多種不同癌症的風險，包括乳癌、大腸癌、子宮內膜癌、腎癌和膀胱癌[37]。這揭示血糖升高以外的因素是左右癌症發生的主角，也進一步推翻了葡萄糖毒性作用是致病主因的說法。[38]

胰島素是一種能促進生長的荷爾蒙，它能促使腫瘤生長，而胰島素濃度高的女性罹患乳癌的風險會增加 2.4 倍。[39]肥胖或許也是促發因素之一，但高胰島素血症能排除體重因素，直接影響癌症風險的升高。當與胰島素濃度相匹配時，身材纖瘦和過重的女性都有相同的乳癌風險。

「磷酸酯酶與張力蛋白同源物」（PTEN）（譯註：PTEN 是一種蛋白質。其突變是多種癌症進展過程的環節之一。）的癌基因中發現單一突變便會明顯增加癌症風險，這也加深了胰島素與癌症之間的密切關係。[40] 這種關係是什麼呢？這種突變會增加胰島素的作用。它會降低血糖，並降低糖尿病的風險，但確會增加肥胖和癌症的風險。

同樣地，增加胰島素毒性的藥物治療也可能導致癌症的高風險。胰島素的使用會使大腸癌的風險每年增加約 20％。[41] 英國一般執業資料庫揭示：與那些不會升高胰島素的降血糖藥物相比，胰島素會增加 42％的癌症風險。[42] 對薩斯喀徹溫省新診斷的糖尿病患者的審查顯示，使用胰島素會讓癌症風險上升 90％。[43]

高胰島素濃度會有利癌細胞生長的原因也很簡單。首先，胰島素是已知的荷爾蒙性生長因子。其次，癌細胞具有高度的代謝活性，需要大量的葡萄糖來增殖。因此，胰島素會增加癌症的風險，一旦癌症形成，高血糖便會使其快速增長。

錯誤的治療方式：口服降糖藥

　　截至 2012 年，有超過 50％的美國人患有糖尿病或前期糖尿病[1]。這一驚人的統計數字意味著在美國比起未患病者，有更多人患有前期糖尿病或糖尿病。這已成為現在的常態。這也讓胰島素和胰島素類藥物成為廠商賺錢的首選，這或許可以解釋為什麼在沒有意義的情況下還要繼續給予前期糖尿病和第 2 型糖尿病患者胰島素。

　　2008 年，美國內分泌學會（American College of Endocrinology）和美國臨床內分泌學會（American Association of Clinical Endocrinologists）發表的聯合聲明中，鼓勵醫生以藥物治療前期糖尿病患者，儘管事實上美國食品和藥物管理局（U.S. Food and Drug Administration）尚未批准任何藥物。[2]

　　2010 年，第 2 型糖尿病的定義被擴大了。此舉表面上有助於早期診斷和治療。然而也許並非巧合的是，小組的 14 位外部專家中有 9 位提出了這一建議，他們與製造糖尿病藥物的大型製藥公司進行多種合作，直接站在鉅額金錢的那一邊。在這個決定之下，他們每個人都獲利了數百萬美元，而美國糖尿病協會本身在 2004 年光靠這個「合作夥伴」（製藥）就獲得了七百多萬美元。[3]

　　當班廷博士於 1921 年發現胰島素時，他沒有申請專利就把藥物直接授權給製藥公司，因為他熱切地相信這個拯救生命的奇蹟應該

提供給所有需要它的人。然而，現在有許多不同配方的胰島素，在2012 年估計讓美國醫療保健系統花費 60 億美元[4]，部分原因是價格大幅上漲。從 2010 年到 2015 年，這些新的胰島素價格從 168％漲到325％。在 2013 年，長效胰島素「蘭德仕」（Lantus）獲利 76 億美元，成為世界上最暢銷的糖尿病藥物。在前 10 名暢銷藥物中，其他種胰島素就占了 6 名。

2004 年至 2013 年間，有超過 30 種新型糖尿病藥物上市。儘管期間遭受到一些挫折，但到 2015 年，糖尿病藥物的銷售額已達 230億美元，這超過了美國國家橄欖球聯盟（National Football League）、美國職棒大聯盟（Major League Baseball）和美國職籃協會（National Basketball Association）的總收入。[5]

圖表 11.1.　陸續增加的糖尿病藥物[6]

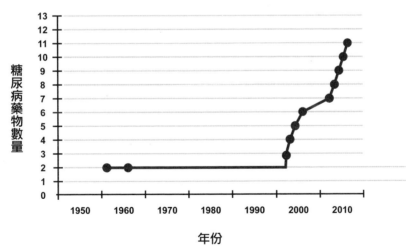

第 2 型糖尿病的重點一直都在降低血糖上，因為降低血糖攸關健康的恢復。血紅蛋白 A1C 每增加 1％，心血管事件風險便增加18％、死亡風險增加 12％～ 14％、眼病或腎臟疾病風險增加 37％。[7]

然而這樣的關聯並不是根本的原因。站在飲食與生活方式的對立上面，以藥物治療來降低血糖並不一定是有益的。以兩個具有相同 A1C 數值 6.5％ 的第 2 型糖尿病患者來看，一個不使用藥物，另一個每天使用 200 單位的胰島素。這些看起來可能是相同的情況，但其實不是。第一種情況會導致輕度糖尿病，另一種則導致嚴重的糖尿病。使用胰島素不會將嚴重的第 2 型糖尿病轉變為輕度第 2 型糖尿病。兩者的心血管風險也完全不同。事實上，胰島素可能沒有任何好處。

沒有證據表明這些較新的胰島素比原始胰島素更有效。事實上，第 2 型糖尿病的健康狀況只有在這些推陳出新的胰島素藥物變得更加廣泛的情況下才會惡化。而外源性胰島素注射不再只適用於第 1 型糖尿病。這項統計數據是有些嚇人，考慮到目前美國有近三分之一的糖尿病患者正在使用某種形式的胰島素[8]。有鑑於美國 90％ 至 95％ 的糖尿病患者是第 2 型糖尿病患者，所以胰島素的益處十分值得懷疑。

事實上，其他藥物治療也適用於第 2 型糖尿病。近年來，有幾類藥物可能已經可以使用，並且已有處方給愈來愈大的患者群體。儘管在醫生之間頗受歡迎，但這些降血糖藥也不是糖尿病的長期解決方案。根據它們對於胰島素和體重的影響，我將這些藥物分為三類。一般來說，它們提高的胰島素濃度愈多，就會導致愈多的體重增加和更多併發症。

導致體重增加的藥物

硫醯基尿素類（SUs）

硫醯基尿素類會刺激胰臟生成更多胰島素，進而有效降低血糖。硫醯基尿素類（SU）藥物於 1942 年被發現，並且自那時起一直被廣泛使用。直到 1984 年，美國引進了更強大的第二代 SU 藥物，

在該類藥中,最常用的藥物包括格列苯脲(glyburide),格列吡嗪(glipizide)和格列齊特(glicizide)。

英國前瞻性糖尿病研究(UKPDS,請見第 10 章)指出使用硫醯基尿素類藥物的積極性治療,在長期控制糖尿病併發症上幾乎沒有任何益處。特別令人擔憂的是,肥胖患者體重急劇增加而且可能導致心血管疾病。最初在 UKPDS 研究的延長追蹤裡,此類藥物只有輕微的心血管益處:死亡率降低了 13%。[9] 葡萄糖毒性作用是第 2 型糖尿病所建立的,但這並沒有真正有力的益處。降血糖藥物的邊際效益需要 20 年時間才能顯現出來。增加胰島素相關的風險及其伴隨而來的體重增加幾乎抵消了降低葡萄糖的益處。

進一步的研究已經證實了這些擔憂。2012 年美國榮民事務部(Veterans Affairs)數據庫中超過 25 萬名新診斷的第 2 型糖尿病患者的審查顯示,開始使用硫醯基尿素類藥物而非二甲雙胍治療的心血管疾病風險增加了 21%。[10] 英國和其他地區的研究估計,硫醯基尿素類藥物的使用會增加 40% 至 60% 的心臟病或死亡風險。[11] 此外,這些風險存在著劑量依賴的關係[12]。也就是說,硫醯基尿素類的藥物劑量愈高,心血管風險便愈高。

2012 年的一個隨機控制試驗,實證醫學的黃金標準確認:儘管兩者的血糖控制相當,硫醯基尿素類藥物的初始治療比二甲雙胍增加 40% 的血管疾病風險[13]。這項研究的重要性不容低估。這兩種控制血糖的藥物皆可能對心血管健康具有廣泛不同的效應。其中最主要的差別在哪裡?一個會刺激胰島素並導致體重增加;另一個則相反。兩者的葡萄糖毒性作用是相等的,所以其差別就在於硫醯基尿素類藥物的胰島素毒性。

噻唑烷二酮類（TZDs）

　　1980 年代和 1990 年代之間，製藥公司因為使用的患者數量過少且其效果仍有疑慮，所以沒有開發新的口服降糖藥。但是日益成長的糖尿病和前期糖尿病人數完全改變了糖尿病藥物的市場。1999 年，美國食品藥品監督管理局（FDA）批准了十多年來第一個新糖尿病藥物「噻唑烷二酮」（TZDs）。**TZDs 會與脂肪細胞中的受體結合，使其對胰島素更敏感，進而擴大胰島素的作用。**因此，以「梵蒂雅」（Avandia）為商品名出售的羅格列酮（rosiglitazone），以及以「愛妥糖」（Actos）為商品名出售的吡格列酮（pioglitazone）等 TZD 藥物能夠在不提高胰島素濃度的情況下降低血糖，因為它們可以幫助身體更有效地使用胰島素。

　　可以預見，研究表明 TZDs 的療效兼具正反兩面。血糖降低，但患者可望增加 3 至 4 公斤的脂肪，**因為胰島素是體重增加的驅動**。此外，它們還**會造成腳踝周圍積水，有時也會積在肺部，導致呼吸短促和充血性心臟衰竭**。這些缺點還算溫和的，更糟的還在後面。

　　到了 2007 年，具有影響力的《新英格蘭醫學雜誌》（New England Journal）報導羅格列酮竟然會增加心臟病的風險。[14] 同年，美國食品藥品監督管理局（FDA）匆匆召集一個獨立專家顧問委員會[15]，歐洲也進行了類似的討論。FDA 調查了關於「住宅環境和冠狀動脈心臟病」（Residential Environment and Coronary Heart Disease，RECORD）研究中數據有篡改的擔憂，該研究是證實羅格列酮安全性的最大試驗之一，並總結羅格列酮在心臟病方面的風險。[16] 羅格列酮可能會增加 25％的心臟病風險。

　　到了 2011 年，歐洲、英國、印度、紐西蘭和南非都禁止使用羅格列酮，儘管 FDA 在該藥物上附加給患者的警告標籤，繼續允許在美國販售。然而，上述這些擔憂拖累了銷售。醫生停止開藥，病人拒

絕服用，到 2012 年，該藥銷售額下降到 950 萬美元。

　　這次銷售下滑帶來正向的政策變化。今後所有的糖尿病藥物都需要進行大規模的安全性試驗來維護公眾利益。FDA 委員會主席克利福·羅森（Clifford Rosen）博士明確指出關鍵問題。根據未經證實的假設，新藥是完全基於降低血糖的能力而被批准的，該假設認為這種作用會降低心血管負擔。然而，直到今日，包括 UKPDS，ACCORD，ADVANCE，VADT 和 ORIGIN 研究的證據都未能證實這些理論上的益處。降低血糖與預防第 2 型糖尿病的器官損傷毫無關聯。

　　第二種 TZD，吡格列酮（pioglitazone）面臨其在膀胱癌的擔憂。與其他糖尿病藥物相比，吡格列酮的使用可能會增加膀胱癌風險63％[17]。其風險會隨著使用時間的延長和劑量的增加而升高。

　　體重增加和水腫等是已知的副作用，就足以使醫生暫停給藥，而這些對心血管和癌症風險的新關注，更有效地終結 TZD 藥物的命運。在北美，這些藥物已經很少被開處方，幾乎不再使用了。

🔑 中性藥物

二甲雙胍

　　二甲雙胍，最強力的雙胍類（biguanide）藥物，是在胰島素問世不久即被開發，並在 1922 年的科學文獻中被提及。到了 1929 年，其降糖作用在動物研究中被注意到，但直到 1957 年才被首次用於人類糖尿病的治療。**雙胍類藥物會透過阻斷糖質新生，藉此防止肝臟產生葡萄糖**。這種效果降低了低血糖和體重增加的風險，因為它不會增加人體內的胰島素濃度。

　　二甲雙胍於 1958 年被列入英國國家處方集（British National Formulary），1972 年引進加拿大。直到 1994 年，FDA 才予以批准，

因為擔心被稱為乳酸酸中毒（lactic acidosis）的罕見副作用。但是，鑑於其在 UKPDS 研究中優於其他類似糖尿病藥物的強大救命功效，這種風險是值得的，因此使它成為世界上最廣泛使用的糖尿病藥物。

　　由於二甲雙胍無法提高胰島素濃度，故不會導致肥胖，所以就不會惡化糖尿病。二甲雙胍看似是非常好的藥物，**但問題是二甲雙胍（以及其他雙胍類藥物）無法根除病根；也就是說，它們無法解決身體內過多的糖分。記住，第 2 型糖尿病是因高胰島素血症所致。**當這些藥物鎖定血糖時，它們就不會去處理潛在的高胰島素血症。它們會消除糖尿病的症狀，但無法消滅糖尿病的病根。胰島素阻抗只會持續上升，**糖尿病只會被控制住，而非消失不見。**

　　臨床上，這是非常顯而易見的。一旦開始使用二甲雙胍，如沒有積極的改變生活方式，是不可能停藥的。因此，二甲雙胍可能會持續一段時間，但最終患者會需要愈來愈高的劑量，病程依舊在惡化。

二肽基肽酶 -4（DPP-4）抑制劑

　　2006 年，FDA 批准了一批稱為「二肽基肽酶 -4（DPP-4）抑制劑」（dipeptidyl peptidase-4 inhibitors）的藥物。這些藥物旨在透過阻斷腸泌素（incretins）的分解來降低血糖。腸泌素是胃中釋放的荷爾蒙，其會配合攝取食物而增加胰島素分泌。高濃度腸泌素會刺激胰島素分泌；然而，這種胰島素反應無法持續，因此這些藥物不會導致體重增加。低血糖的風險也不高。

　　這類新藥被賦予的期望甚高，但 2013 年完成的 SAVOR（糖尿病患者使用沙格列汀（Saxagliptin）的血管成效評估）研究[18]，連同之後 2015 年的 TECIT（使用西他列汀（Sitagliptin）的心血管預後評估）研究，[19]很快就破滅了這些期望。FDA 要求在羅格列酮失敗後進行兩項隨機對照試驗，並沒有發現長期使用這些藥物的安全性問

題。然而其對心血管疾病也沒有任何保護作用。**這些藥物能有效降低血糖，但無法減少心臟病或中風。**葡萄糖毒性作用再一次地被證明有誤。是的，你可以降低血糖，但是你並沒有因此變得更健康。

　　儘管如此，這些藥物至少有不會致命的「優點」顯然成為一個開藥的好理由。2015 年，頂級二肽基肽酶 -4 抑制劑「西他列汀」以 38.6 億美元的價格飆升，足以將其列為世界第二暢銷的糖尿病藥物，僅次於長效胰島素「蘭德仕」（Lantus）。[20]

導致體重下降的藥物

鈉 - 葡萄糖共同轉運體 2（SGLT2）抑制劑

　　最新的藥物「鈉 - 葡萄糖共同轉運體 2（SGLT2）抑制劑」（sodium-glucose cotransporter 2（SGLT2）inhibitor）能阻斷腎臟裡的葡萄糖再吸收，並讓葡萄糖逃進尿液中，這在嚴重的高血糖症期間複製了身體的保護機制。如果你不阻止，反而增強這種保護機制會發生什麼事呢？

　　SGLT 2 抑制劑會透過強制體外排泄葡萄糖來降低糖尿病藥物增加胰島素的效果[21]。其結果是血糖降低，但也同時降低了體重、血壓和動脈硬化度指標。[22]既然糖尿病的根本原因是高胰島素血症，這總算是一種有效降低胰島素的藥物。這究竟能否成為可被證實有益心血管的藥物呢？

　　SGLT 2 抑制劑不只是一支全壘打，還是一支滿貫全壘打。2015 年，EMPA－REG 研究（恩格列淨：第 2 型糖尿病患者的心血管（CV）預後和死亡率）[23]揭示 SGLT 2 抑制劑竟能降低 38 ％的死亡率。好消息還不只如此。它還能降低近 40 ％的腎臟病惡化風險，以及 55 ％的洗腎需求。[24]過去每個研究幾乎未能實現的心血管和腎臟益

處終於找到了。

　　但值得一提的是，該藥物的降血糖效果非常有限。A1C 數值僅下降 0.47%，遠低於目前使用的所有藥物，但其效益更大。這個結果再次強調葡萄糖毒性作用是一位小聯盟球員。SGLT 2 抑制劑同時降低了胰島素毒性和葡萄糖毒性作用，其結果簡直不可思議。**體重下降是這類藥物最顯著的副作用。**與其他大多數飲食試驗不同的是，患者不僅能減肥，甚至在 2 年後也能保持體重不變。例如，卡納格列淨（Canagliflozin）可以幫助患者減輕 2.9 公斤並保持不變。[25]

　　這類藥物主要的副作用是因尿液葡萄糖濃度增加，導致尿道感染和酵母菌感染（Yeast infection）的風險增加。然而，這些感染基本上還算輕微而且可以治癒的。**最嚴重的副作用是增加酮酸中毒（ketoacidosis）的風險。**此藥已證實的器官保護作用、血糖降低、胰島素降低和體重下降的多重效果，強而有力地激勵醫師去使用這些新藥。截至 2017 年，該類藥物的銷售額大幅上漲，一些分析師預測到 2020 年的銷售額可能達到 60 億美元。[26]

α - 葡糖苷酶抑制劑（Alpha-glucosidase inhibitors）

　　儘管如此，SGLT 2 實際上並非第一個證明具有心血管益處的口服降糖藥。另一種現在基本上已被遺忘的藥物在過去也有類似的好處。**阿卡波糖**（Acarbose）是 1996 年在美國首先引入的一種口服糖尿病藥物，它可以阻斷 α - 葡萄糖苷酶和 α - 澱粉酶，這兩種酶都是正常消化碳水化合物所必需的。阻斷這些酶可防止複合碳水化合物（葡萄糖鏈）分裂成較小的葡萄糖分子，藉以減少吸收。**阿卡波糖本質上就等同於低碳水化合物飲食。**

　　2003 年「預防非胰島素依賴性糖尿病研究」（Study to Prevent Non-Insulin-Dependent Diabetes Mellitus ，STOP –NIDDM）[27] 的試驗

顯示阿卡波糖儘管血糖降低幅度不大，但心血管風險降低了 49％，高血壓風險降低了 34％。除了這些前所未有的好處之外，阿卡波糖還使體重減少了 1.41 公斤，腰圍減少了 0.79 公分。這些結果應該已經被預測到了，因為阻止膳食性碳水化合物的吸收，可望能降低胰島素的濃度。

阿卡波糖在發表時，將其好處歸功於降血糖作用，並且預期更強大的降血糖藥物將會帶來更多令人印象深刻的好處。然而，到了 2008 年，ACCORD、ADVANCE、VADT 和 ORIGIN 試驗已經明確證實其無益於降低血糖。

阿卡波糖是在其他藥物失敗的情況下成功了，因為它降低了葡萄糖毒性作用和胰島素毒性，而不用在兩者之間權衡交易。由於其成本低，在中國和亞洲部分地區仍然被廣泛使用，但是由於其降血糖作用不強，而脹氣也是其令人煩惱的副作用，所以目前在北美地區並沒有那麼受歡迎。

類升糖素胜肽 -1 類似物 Glucagon-like peptide 1 analogs

類升糖素胜肽 -1（Glucagon-like peptide 1，GLP-1）類似物是模仿腸泌素（incretins）作用的糖尿病藥物。正常情況下，胃分泌的腸泌素會在你進食時產生幾個生理作用。它們會增加胰島素的分泌，但也減緩胃的蠕動，增加飽腹感。DPP-4 抑制劑也會增加腸泌素濃度，但是 GLP-1 類似物能達到比正常高出許多倍的濃度。

腸泌素會增加胰島素對食物的反應，所以血糖才能在餐後降低。這種胰島素短暫升高並不足以使體重增加，但腸泌素會減緩食物通過胃的蠕動，產生飽腹感，藉以減少食物攝取和減輕體重。它也會產生噁心和嘔吐的主要副作用。2016 年的「LEADER 試驗」（譯註：一個為期 3 到 5 年的雙盲隨機分派臨床試驗）中表明：GLP-1 類似

物「利拉魯肽」（Liraglutide）在藥物組的噁心發生率是安慰劑組的4倍以上[28]。與安慰劑相比，藥物治療的平均體重下降了 2.3 公斤，A1C 數值下降了 0.4%。

儘管利拉魯肽的血糖降低效果是相當一般，但在心血管的益處上卻不然。利拉魯肽可以減少約 15% 的心血管疾病和死亡風險。雖然不如 SGLT 2 抑制劑或阿卡波糖強大，但它仍然保有非常重要且具希望的臨床性益處。再一次地，葡萄糖毒性作用被證實不具有重大的影響力。當葡萄糖毒性作用和胰島素毒性都降低時，臨床效益才會增加。

⚷ 一個交易，而非解決方案

第 2 型糖尿病的標準藥物治療代表的是一種在葡萄糖毒性作用和胰島素毒性之間的交易。胰島素、噻唑烷二酮類（TZDs）、硫醯基尿素類（SUs）都具有增加胰島素或降低高血糖的效果。其胰島素增加的效果會在臨床上引發更明顯的體重增加。要有更好的血糖控制就必須接受更多的胰島素劑量，這樣並不划算。這些藥物只是拿葡萄糖毒性作用的降低去換取更高的胰島素毒性。

二甲雙胍和二肽基肽酶 -4（DPP-4）抑制劑的作用不同於提高胰島素以降低血糖。但是它們也不會降低胰島素濃度，最後體重既不會增加，也不會減少。在保持胰島素不變的同時，減少葡萄糖毒性以產生最小的益處。臨床上，這些藥物會讓體重保持不變，而對於心血管方面也是不好不壞。

阿卡波糖、SGLT 2 抑制劑和 GLP-1 類似物都會同時降低葡萄糖和胰島素，並導致體重下降。由於第 2 型糖尿病是一種以血糖和血液胰島素濃度升高為特徵的疾病，這些藥物皆被預測具有最好的結果。

事實也是如此，在胰島素過多的疾病中，降低胰島素濃度便會產生益處。這三類藥物很容易冠上「好」（降低胰島素、體重和併發症），「壞」（不變）和「惡」（增加胰島素、體重和併發症）的評價。

表格 11.1.　第 2 型糖尿病的口服降糖藥比較

	體重下降	體重不變	體重增加
藥物名	阿卡波糖 SGLT 2 抑制劑 GLP-1 類似物	二甲雙胍 DPP-4 抑制劑	胰島素 噻唑烷二酮類 硫醯基尿素類
胰島素濃度	降低	不變	上升
與二甲雙胍相比之心血管成效	降低心臟病與死亡風險	不變	增加心臟病與死亡風險
評價	好	壞	惡

典型的口服降糖藥專指胰島素不變或升高的類型。這也是為什麼統合分析（Meta-analysis）審查截至 2016 年為止所有可用文獻，其中包括 20 個隨機對照試驗，只能得出以下結論：「沒有任何證據顯示胰島素的長期功效在臨床上有益於第 2 型糖尿病。但是，其卻可能帶來臨床上的有害副作用，例如低血糖症和體重增加。」[29] 換言之，胰島素治療（包括類擬出胰島素降血糖特性的藥物）不具有可察覺之益處和顯著的風險。胰島素「顯然比其他積極性治療更有害。」

《美國醫學會雜誌》（Journal of the American Medical Association）（包括截至 2016 年 3 月的所有相關試驗）的類似審查中發現，包括二甲雙胍、硫醯基尿素類、噻唑烷二酮類和 DPP-4 抑制劑在內的所有藥物均未減少心血管疾病或其他併發症。[30] 重要的是，這些較舊的藥物並沒有減少高胰島素血症。高胰島素血症才是根本問題所在，甚至能

使病情惡化。所以毫無意外地，糖尿病將會繼續存在，除非我們能解決其根本問題。

雖然科學證據已經說得十分清楚，但糖尿病指南卻遲遲不反映這個新真相。梅約診所（Mayo Clinic）的維克多‧蒙托利（Victor Montori）博士發現，指南公布允許使用的糖尿病藥物，有 95% 吃了也不會帶來好處。[31] 那為什麼還要服用沒有好處的藥物呢？更糟糕的是，你為什麼要服用成事不足，「肥胖」有餘的藥物呢？

因此，完全依靠藥物來降低血糖的治療方式，只能用來解釋「讓第 2 型糖尿病無法治癒的原因」。相較之下，能夠降低血糖和胰島素濃度的新型藥物，顯示出能減少心臟和腎臟併發症的效果。儘管如此，這些藥物仍不是最佳解答，因為它們無法解決第 2 型糖尿病的根本原因——我們的飲食。長期以來，遵守低脂飲食、卡路里限制飲食和增加運動量等，是第 2 型糖尿病推薦的日常照護方式，這些看似常識的建議只有一個問題：根本起不了作用。

12

錯誤的治療方式：低卡飲食與運動

2015 年，莎拉・哈爾伯格（Sarah Hallberg）醫師踏上普渡大學（Purdue University）的講台上進行 TED 演講（TEDx talk）[1] 講述有關逆轉糖尿病的主題時，很少有觀眾意料得到她接下來要說的話：逆轉**第 2 型糖尿病就從忽視準則開始。**

哈爾伯格博士是印地安納大學（Indiana University）裡減重計畫的醫學指導老師，她明確地指出，美國糖尿病協會（ADA）和無數醫療機構批准的低脂飲食幾乎是完全錯誤的。這些專家傷害了他們希望幫助的患者。相反地，簡單的飲食改變就有可能顯著改善糖尿病並促進減重。

她的演講很快就在網路上造成轟動，迅速達到百萬瀏覽量，而她也受邀上廣播與電視節目，並成為《紐約時報——週日評論》的頭條。[2] 她那帶來希望的強大論述引起了人們的共鳴。為什麼？因為這是有道理的。那麼，這些我們應該忽視的準則究竟是什麼？

🔑 低脂肪時代

在 2000 年初期，為美國糖尿病協會（ADA）科學與衛生部門的主管官員理查德・卡恩（Richard Kahn）博士受任研擬第 2 型糖尿病

患者最佳飲食建議。就如同所有優秀科學家一樣，他開始審查現有的公開數據。他說：「當你讀過文獻時，嗯！那些論點是不夠有力，不堪一擊的」。[3] 但這不是 ADA 可以接受的答案。人們要的是飲食建議。所以，沒有任何證據可以指引他，所以卡恩博士提供一個適用於廣大公眾的建議：低脂肪、高碳水化合物的飲食。他推斷說：「美國人都是這樣吃的。」因此這對第 2 型糖尿病患者應該有益。

但這樣的飲食建議是從哪兒來的？美國參議院營養和人類需求專責委員會（the Senate Select Committee on Nutrition and Human Needs）首先於 1977 年提出美國飲食指南。自 1980 年以來，美國農業部（United States Department of Agriculture，USDA）和美國衛生及公共服務部（Department of Health and Human Services）每 5 年便出版一套飲食指南。在加拿大，聯邦政府自 1942 年以來一直定期出版及更新食品指南。

在這些指南中提供的食物金字塔一直告訴我們該選擇什麼食物，以及醫生的建議。金字塔底部的食物代表要優先食用的是穀類和其他精製碳水化合物。我們每天應該吃 6 到 11 份的「麵包、米飯、穀類和麵食」包含導致血糖增加最多的食物來源。這些也是放縱世界上最嚴重的肥胖和第 2 型糖尿病流行的食物來源。**但是讓我們透過兩個無可爭議的事實來具體談論第 2 型糖尿病：**

1. 第 2 型糖尿病的特徵是高血糖。

2. 精製碳水化合物比任何食物還能提高血糖濃度。

所以第 2 型糖尿病應該吃最能提高血糖的食物嗎？「不合邏輯」是我唯一想到的詞。然而，不僅是美國農業部（USDA），英國糖尿病協會（Diabetes UK）、歐洲糖尿病研究協會（European Association for the Study of Diabetes，EASD）、加拿大糖尿病協會（Canadian Diabetes Association）、美國心臟協會（American Heart Association）

和國家膽固醇教育委員會（National Cholesterol Education Panel）皆推薦類似的飲食方式。他們都建議把碳水化合物拉高至總卡路里量的50%～60%，而膳食性脂肪攝取比例則要維持在30%以下。

2008年美國糖尿病協會建議的營養立場宣言聲明：「減少卡路里和減少膳食脂肪攝取量在內的飲食策略，可以降低糖尿病發展的風險，因此推薦使用。」[4]這個邏輯實在很難行得通。**膳食性脂肪並不會升高血糖。減少脂肪而強調碳水化合物，才真的會讓血糖升高**，而這種吃法可以防止糖尿病？怎樣才能讓他們相信這樣做是行不通的。甚至進一步建議，根據所有常識，「不需要限制糖尿病患者攝取蔗糖和含蔗糖的食物。」第2型糖尿病患者是可以吃糖的？這確實無法指望血糖的降低，而這一點很快就會被證實了。

♂ 為什麼低脂肪時代會失敗？

2012年，青少年與青年對第2型糖尿病的治療選擇試驗（Treatment Options for Type 2 Diabetes in Adolescents and Youths，TODAY）的隨機試驗[5]採用低脂飲食，降低卡路里攝取量至極少的每日1200～1500卡，並搭配運動量增加進行。這正是2008年美國糖尿病協會（ADA）的指南所提出之建議。此外提供積極的飲食諮詢，以確保這一群動力十足的年輕人能夠乖乖遵循。患者和研究人員的巨大努力並無改善血糖，其失敗率也是一個天文數字。幾乎50%的患者需要增加藥物劑量和數量。患者是否遵循生活方式的建議並不重要。因為他們的糖尿病依然在惡化。這個研究最恐怖的地方是，如果這些青少年做不到，中年人或老年人還有什麼希望呢？

這種「少吃、多運動」的典型策略再次失敗了。只是這種飲食無法奏效的事實，在一開始就很明顯。降低膳食性脂肪代表得增加膳食

性碳水化合物，因為我們不能只攝取蛋白質就好。在西方文化中，這些碳水化合物不是綠葉蔬菜，而是那些會最大限度增加血糖和胰島素的精製穀物和糖類。

之所以推崇低脂飲食肯定是因為相信降低膳食脂肪可以預防心臟病和中風。第 2 型糖尿病死亡的最常見原因是心血管疾病，這被錯誤地歸咎於膳食性脂肪。肯定有人預測，這種低脂肪但高碳水化合物的方案會使糖尿病惡化，但他們還是認為這種風險是值得一試的。經更進一步的檢驗後，這些虛幻的好處便如一顆成熟的膿腫一樣爆發。

到了 1997 年，護士健康研究（Nurses' Health Study，NHS）（請見第 4 章），這個來自哈佛大學的大規模觀察研究發現：**膳食性脂肪或膳食性膽固醇與心臟病之間沒有任何關係**。[6] 2006 年的婦女健康倡導研究（Women' s Health Initiative）（也在第 4 章中）是壓死駱駝的最後一根稻草。[7] 近 5 萬名婦女採用這種低脂肪，低卡路里飲食長達 8 年以上 [8]，但心臟病和中風的比例卻沒有改善。儘管多年來世人都乖乖遵循卡路里限制的方式，但女性的平均體重卻減少不到約 0.1 公斤。

長期服用低脂飲食絕對沒有任何實質上的好處。[9] 其他研究很快得出了相同的結論。儘管 40 年來的研究嘗試將膳食性脂肪、膳食性膽固醇和心臟病聯繫起來，但是卻找不到任何證據。[10]

對糖尿病患者來說，情況並沒有任何改變。名為「糖尿病健康行動」（The Action for Health in Diabetes clinical trial）的臨床試驗研究美國 16 個地點的 5 千多名第 2 型糖尿病肥胖患者。研究人員比較接受標準糖尿病治療的對照組與每天只能攝取 1200 至 1800 卡的熱量的實驗組，其中脂肪的攝取比例 30％，以及每週進行 175 分鐘的中等強度身體活動。[11] 這是全世界每個糖尿病協會推薦的「積極性干預的生活方式」。它會如願減少心臟病嗎？

答案是，不會。2012 年，該試驗在經過 9.6 年的高度期望後，被提前中止了。其試驗數據指出患者沒有出現任何心血管方面的益處，繼續研究也是徒勞無功。研究人員舉起白旗投降。低脂肪、低卡路里的飲食再次失敗。

所有科學證據一直駁斥人們高度認同減少膳食性脂肪會導致體重減輕和減少心臟病的想法。[12] 最後，2015 年《美國人飲食指南》（最新）已經取消了膳食性脂肪攝取的限制，以反映這個新認知，並認定了某些有益健康的脂肪，如橄欖油、堅果和酪梨中的脂肪。低脂肪、低卡路里的飲食建議儼然已經支離破碎。

🔑 運動方案

生活型態介入治療（Lifestyle intervention）通常會結合飲食和運動，這也是第 2 型糖尿病治療普遍公認的中流砥柱。這兩大重點常常被視為有益健康的，這合理吧？

運動會增進減重效果，儘管其效果比大多數人認為的要普通得多。不過身體活動不足是 25 種以上慢性疾病（包括第 2 型糖尿病和心血管疾病在內）的獨立危險因素[13]。肥胖受試者的低身體活動水平對於死亡風險的預估會比膽固醇濃度、吸菸狀況或血壓還要準確。[14]

運動的好處遠不止於單純的減重。運動計畫可改善力量、身體平衡、血壓、膽固醇、血糖和胰島素敏感性，而不需要藥物，也不會有潛在副作用。訓練有素的運動員的胰島素濃度通常偏低，許多針對長青運動員的研究表明上述的好處可以維持一輩子。以這種低成本投資而言，那些似乎都是很好的回報。

有氧運動和抗阻力運動研究在第 2 型糖尿病中的結果多樣[15,16]。統合分析（Meta-analysis）表明，運動可以大幅降低 A1C 數值，而不

會改變體重。這一發現表明，運動不需要減輕體重就能獲得益處，這也與患者的臨床經驗相呼應。然而，此推理出來的結論是運動對減重的影響很小。

憑藉所有已證實的運動好處，可能會讓你感到驚訝的是，我認為這不是有用的資訊。為什麼呢？因為大家早就知道了。過去 40 年來，運動的好處一直被無限上綱地吹捧。我至今還沒聽過誰還不知道運動有益第 2 型糖尿病和心臟病的。如果人們已經知道它的重要性，那麼再告訴他們這些又有什麼意義呢？

主要的問題在於沒有人願意持之以恆地實踐。 有許多問題可能會阻礙人們實踐運動計畫：肥胖、關節疼痛、神經疾病、周邊血管疾病、背痛和心臟病都可能導致運動上困難與危險。但**總體來說，我懷疑最大的問題是缺乏有感的結果。** 這些好處其實都言過其實，運動幾乎沒有達到那些被吹捧出來的成效。減重通常是運動最微不足道的效果。儘管付出了巨大的努力，但結果卻不盡如人意。

♂ 運動令人失望的影響

觀念上， 運動似乎是消除多餘卡路里、葡萄糖的理想方式。其標準建議是每週 5 天，每天 30 分鐘，每週總共 150 分鐘。在適當的程度下，其結果是每天 150 至 200 大卡，或每週 700 至 1000 大卡的額外熱量消耗。這些數字相較於每週 14000 卡的總卡路里攝取簡直小巫見大巫。

研究中所有**運動計畫產生的效益遠遠低於預期，主要有兩個原因：一是運動會刺激食慾。** 「運動後吃更多」的趨勢降低預期的減重效果。**其次，正式的運動計畫往往會減少非運動的身體活動。** 例如，如果你一整天都在辛勤地做體力勞動，那麼你很難願意再跑 10 公里

回家。換言之，如果你一整天都坐在電腦前，這段 10 公里的跑步聽起來可能還不錯。當你增加運動強度或持續時間，你可能會發現你吃得更多，或者其他非運動的身體活動變得更少。這些補償效應會直接減少運動的有益效果。

到最後，你會發現第 2 型糖尿病的引發跟運動不足毫無關聯。根本的問題在於過量的膳食性葡萄糖和果糖導致高胰島素血症。**運動只能改善肌肉的胰島素阻抗，而無法改善整體肝臟的胰島素阻抗。**脂肪肝是發展第 2 型糖尿病的關鍵，但你卻無法讓你的肝臟透過運動獲得健康。逆轉第 2 型糖尿病就得解決根本問題——飲食。

想像一下，當你打開浴室的水龍頭，水槽開始快速積水，因為排水管很小。稍微增加排水管的寬度並不是解決之道，因為這並無解決潛在的問題。最根本的解決辦法是關閉水龍頭。在第 2 型糖尿病中，充滿精製碳水化合物和糖的飲食快速地用葡萄糖和果糖填滿我們的身體。透過運動就如同增加排水量一樣不痛不癢。最好的解決辦法是關閉水龍頭。這也帶領我們到下一章節：如何有效治療 2 型糖尿病。

伊蓮娜

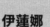

(ELENA)

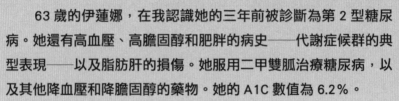

　　63 歲的伊蓮娜，在我認識她的三年前被診斷為第 2 型糖尿病。她還有高血壓、高膽固醇和肥胖的病史——代謝症候群的典型表現——以及脂肪肝的損傷。她服用二甲雙胍治療糖尿病，以及其他降血壓和降膽固醇的藥物。她的 A1C 數值為 6.2%。

　　當伊蓮娜加入 IDM 計畫時，我們討論到低碳水化合物的健康飲食，她開始進行每週 3 次、一次 36 小時的斷食方案。長期以來，人們一直被要求少量多餐，而斷食卻帶來一種新的思維方式。開始該計畫的 2 週內，她停用了二甲雙胍，1 年後，血壓恢復正常也得以讓她停用高血壓藥物。我們上次見面時，她的 A1C 數值為 5.2%，這已是在正常範圍之內。

　　伊蓮娜現在被診斷為非糖尿病。血液檢查也顯示肝臟損傷已經完全恢復了，這代表她不必再受脂肪肝之苦，也不會再有慢性肝臟損傷。此外，她的體重少了約 27 公斤，腰圍減了 24 公分，完全扭轉了她的代謝症候群。

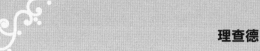

理查德

（RICHARD）

　　76 歲的理查德大約 10 年前被診斷出患有第 2 型糖尿病。此外，他還有高血壓、中風、周邊血管疾病、心律不整（心房纖維顫動）以及慢性腎臟病。6 年後，他開始服用胰島素（每天 36 個單位），以及兩種口服降糖藥，但他的 A1C 數值還是維持在高檔的 8.4%。

　　他剛開始服用胰島素不久，我認識了理查德。在 IDM 計畫之下，他開始進行低碳水化合物的健康飲食，以及每週 3 天的 24 小時斷食。在 1 個月內，他已停用所有胰島素，6 個月後，他也不必再服用口服藥物了。他在尿白蛋白及肌酐酸比值（urine albumin-creatinine ratio，UACR，是糖尿病腎臟損傷的一個指標）下降了三分之二，他瘦了約 6 公斤，他的腰圍縮了 12 公分。如今，理查德在停用藥物的情況下，其 A1C 數值為 5.4%，並且被歸類為非糖尿病者。

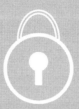

PART
FIVE

如何有效治療第 2 型糖尿病
How to Effectively
Treat Type 2 Diabetes

減肥手術的教訓

體重 203 公斤的艾德里安（Adrian）處於病態肥胖（morbidly obese），並患有第 2 型糖尿病。從醫學的角度來看他已經不適合在職場工作，他在 2014 年失業。他決定接受減肥手術，也被稱為肥胖外科手術（bariatric surgery）。結果他的糖尿病在 5 週之內完全消失，[1] 這是手術後的常見現象，並非特殊案例。

我們聽過多少次第 2 型糖尿病被視為一種慢性且會逐漸惡化的疾病？會出現如此說法只是因為我們花了數十年的時間在症狀（高血糖）的治療，而非根本原因的去除。減肥手術證實了第 2 型糖尿病是一種可逆且可預防的疾病。**當我們解決根本病因（高胰島素血症）時，我們就能逆轉糖尿病。**請記住哈爾伯格醫師在第 12 章中的建議：忽視準則。關於第二型糖尿病，減肥手術能讓我們知道些什麼？結果還真不少。

減肥手術的初步探索

最早嘗試以手術治療肥胖的方法是直接將頜骨縫合。其邏輯很簡單，如果你的想像力沒那麼豐富的話。這種限制性治療最終還是無效，因為患者仍然可以喝飲料，高卡路里飲料就能阻礙減重的效果。

其嚴重的副作用也是該手術無法成功的因素。牙齒感染和嘔吐是無法避免的問題，隨著時間的推移經常會變得更嚴重。這些難以忍受的問題往往導致手術的反效果。[2]

1925 年，《刺胳針》（Lancet）指出，消化性潰瘍的胃局部切除通常會導致體重下降，並完全消除尿液中的糖，即現在所稱之糖尿病[3]。胃容量愈小，患者的飲食量就愈少。類似的報告在 1950 年和六〇年代偶爾會出現。這是一個有趣的發現，但其結果往往不被接受。隨著時間的推移，變小的胃仍可以擴張，患者便可正常進食，接著患者就會復胖，並伴隨第 2 型糖尿病。

空腸大腸繞道手術（Jejunocolic bypass surgery）

現代的減肥手術始於 1963 年，發現切除主要吸收大多膳食營養物質的小腸能帶來顯著的體重減輕。這也直接影響了空腸大腸繞道手術的發展，其繞過小腸將食物從胃直接轉移到結腸。成功！蓄意造成身體吸收不良的方法使患者的體重明顯減輕了。

但是**其副作用也很大**，身體被迫無法長時間吸收食物的營養，也就無法透過脂肪儲存能量，於是這些能量與營養最終被以糞便的形式排出。如此一來，**患者就會因為缺乏維生素 A 和維生素 D 而引起夜盲症和骨質疏鬆症**。其他常見的問題還包括嚴重腹瀉、細菌過度生長、肝功能衰竭和腎結石。吸收不良的脂肪還會導致持續性腹瀉，甚至造成肛門破皮（anal excoriations）和痔瘡，這可不是開玩笑的。這個方案也很快就被放棄了。

小腸繞道術（Jejunoileal Bypass）

這些併發症促使減肥手術轉移到較不重要的小腸繞道，透過將食物從胃直接轉移到極短的小腸區域，藉以達到大部分（但並非全部）

小腸繞道。雖然其在吸收上略有改善，但伴隨的併發症仍然無法被接受，使這一手術已成為歷史的註腳，不過這種漸進式的改進可以提供後進者不少啟發與經驗。

1967 年，現代減肥手術演進啟蒙於限制性和吸收不良的結合運用上。這種方法透過切除大部分的胃而直接限制食物的攝取，並減少了食物進入胃部的吸收。除了小腸的局部繞道之外，胃也被局部切除。有了基本理念的落實，經過時間的推移會有更進一步的改善。

現今的減重手術

對照在美國的肥胖人口，接受減肥手術的人數仍然不多。2015年，在美國進行約 20 萬次減肥手術。[4] 除了美國之外，儘管沒有可靠的統計數據，但這種手術的執行次數想必會更少。

Roux-En-Y 胃繞道手術

現今的常規減肥手術為「Roux-En-Y 胃繞道手術」（Roux-En-Y gastric bypass），其名稱源自透過手術製造出 Y 形小腸的小腸盲環。大部分健康的胃會被切除，剩下來的部分只有約核桃般的大小，這會嚴重限制食物的攝取。這個過程本身只是一個短暫的解決方案，所以手術的第二個步驟是重新編置小腸路線，以防止大部分（但並非全部）攝取的食物被吸收。

這種結合限制性與吸收不良的過程讓 Roux-En-Y 胃繞道手術成為目前減肥手術界霸主，這是最好的減肥方式，但也是最多併發症的。這種手術具有「一翻兩瞪眼」的特質。除了所有手術常見的出血和感染風險之外，所有營養素（包括蛋白質、維生素和礦物質）的缺乏都會導致繞道手術後的終身營養不良。食物會快速地通過胃、進

入小腸，並引起傾食症候群（gastric dumping syndrome），導致飯後噁心、腹瀉和臉部潮紅。此外，手術部位可能因結痂組織造成異常窄化，並阻塞通向胃部的通道。

Roux-En-Y 手術經常只用於嚴重肥胖的病例，通常是 BMI 指數大於 40 的患者。然而其副作用卻導致肥減肥手術有更為正面的發展（其實在沒有 Roux-En-Y 手術的複雜性和併發症的情況下，也能夠產生驚人的結果）。

袖狀胃切除術

袖套胃切除術（sleeve gastrectomy）是在不改變腸道的情況下切除大部分健康的胃，是純粹的限制性減肥手術。這大大降低胃容納食物的能力，只要稍微過量便會導致嚴重胃脹氣、持續的噁心和嘔吐。隨著時間的推移，剩下的胃會一直延展到可以吃一頓小型餐點的大小。

由於這一手術可以藉由只會造成微小切口的腹腔鏡進行，所以能降低出血和感染等急性手術併發症。雖然這種手術之後鮮有傾食症候群，但是結痂組織阻塞胃通道的現象仍是常見的。更重要的是，與 Roux-En-Y 手術相比，它的減重效果和持久度可能較低。

束胃帶手術

有一個更簡單的手術是植入束胃帶來圈住胃。這就像收緊皮帶一樣，束胃帶會限制食物進入胃部。胃依然可以健康地被保留下來，並且可以根據患者所需逐漸收緊或鬆開束胃帶。由於該手術相對簡單，所以其併發症也是最少的，並且手術對象沒有任何體重限制，人人都能藉此獲得減重效果。主要的問題在於體重經常會隨著時間推移而復胖。我的一位外科醫生朋友指出，目前最常見的束胃帶手術其實是拆除束胃帶。

圖表 13.1. 束胃帶手術

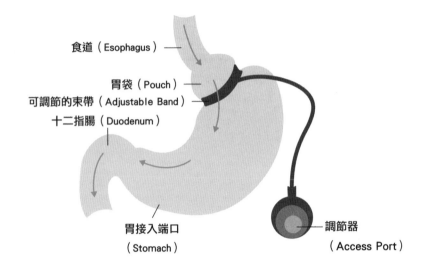

食道（Esophagus）

胃袋（Pouch）

可調節的束帶（Adjustable Band）

十二指腸（Duodenum）

胃接入端口
（Stomach）

調節器
（Access Port）

　　所有類型的減肥手術已被證明在短期內有益減肥和糖尿病。較長期的研究顯示了不同的手術類型會有不同的有效性[5]。我無意稱讚或譴責這些手術，就如同其他藥物一樣，他們也有自己的功能定位。我關注的問題是：**減肥手術後，第 2 型糖尿病會發生什麼事？減肥手術教了我們什麼？**

🔑 為什麼減肥手術有益糖尿病？

　　幾乎所有接受解肥手術的病例都成功地逆轉第 2 型糖尿病，即使是擁有 20 年病史、體重約 227 公斤的患者也是。而且它不僅可逆，效果還很迅速，不用幾週，糖尿病就消失了。是的，它真的消失了。

圖表 13.2. 藉由手術治癒糖尿病[6]

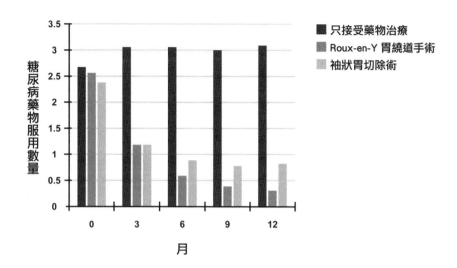

2012 年一項名為「惡化或轉移性前列腺癌的全身性治療：藥物療效評估」（Systemic Therapy in Advancing or Metastatic Prostate Cancer: Evaluation of Drug Efficacy，STAMPEDE）的研究[7]，比較了胃繞道手術和積極藥物治療對高血糖的第 2 型糖尿病患者之影響。那些接受手術患者有驚人的成效，僅 3 個月內，大多數患者已停止服用所有糖尿病藥物，因為他們的血糖已恢復正常，而且往往在他們的體重大幅減輕前就發生了。理論上，這些患者不再患有糖尿病。換言之，第 2 型糖尿病是可逆的，甚至是可以治癒的。

另一邊，積極藥物治療組的患者整體來說並無改善。他們的第 2 型糖尿病藥物劑量仍持續增高中。接受減肥手術的超重肥胖青少年（平均 BMI 為 53）也取得了同樣的成功[8]，3 年內體重減輕了約 41 公斤。74％的患者解決了高血壓的問題，66％的患者解決了血脂異常現象。那麼第 2 型糖尿病呢？很高興你問了。竟有 95％的患者逆轉了第 2 型糖尿病：試驗結束時，在沒有藥物治療的情況下，這些患者的

A1C 數值僅為 5.3％。再一次地，這些患者被歸類為非糖尿病者。

早在 1992 年的一項研究就發現：接受減肥手術的患者在兩個月內恢復正常的血糖值並維持了 10 年。此研究也證明了藉由手術可以逆轉第 2 型糖尿病[9]，而且許多代謝異常的問題也恢復正常，飆升的胰島素濃度也回到正常值，血糖下降一半，作為胰島素阻抗指標的空腹胰島素濃度也下降了 73％，這些好處遠遠大於他們獲得的減重效果。

這告訴了我們什麼？重點不在糖尿病會逐漸惡化，重點在於我們的治療根本無效。**我們最大的敵人其實就是自己。**

減肥手術取得了驚人的成功，也導致 2016 年包括美國糖尿病協會、國際糖尿病協會和英國糖尿病協會等具影響力的 45 個糖尿病組織發表聯合聲明，建議無論患者採取什麼生活型態介入治療（Lifestyle intervention），都應以手術作為 BMI 指數大於 40 的第 2 型糖尿病患者第一線治療選擇。[10] 他們建議 BMI 指數在 35 到 40 之間的患者，只有在生活型態改變失敗的情況下才來考慮手術。有了這樣的認可，這些組織默認了標準的藥物和生活方式治療（低脂肪、低卡路里飲食）無法有效治療第 2 型糖尿病。

⚷ 為什麼手術通常不是正確的解決方案

儘管這些手術皆有其成效，不過我通常不會建議進行手術。因為手術的代價高昂，不論在經濟上或是生理上（會有許多手術併發症）皆然。但最重要的是，**我們其實可以在不動手術的情況下獲得所有驚人的好處。我們只需要了解為什麼手術會成功，而其他方法卻失敗的原因，以及我們如何重現手術的成效。**

許多理論嘗試解釋這一點。前腸道理論（foregut hypothesis）

認為，切除部分健康的胃是造成無數益處的原因。胃會分泌許多荷爾蒙，其中包括腸泌素，多肽 YY（Peptide YY）和飢餓素（Ghrelin）。切除胃會減少這些荷爾蒙，其他尚未證實的荷爾蒙可能也會受到影響。然而很快就會知道這種解釋不可能是正確的。

侵入性較低的束胃帶手術不會切除任何部分的胃，但卻跟 Roux-En-Y 胃繞道手術一樣能對第 2 型糖尿病產生短期的成效。事實上，儘管這些減肥手術在胃切除或小腸重新配置上有很大的差異，但在降低胰島素阻抗的能力並無顯著差異，唯一重大的差別僅在於體重能夠減去多少重量。

前腸道理論也無法解釋既然胃無法分泌這些荷爾蒙，那為何第 2 型糖尿病通常在幾年後仍會復發。這個推理證明了原本就顯而易見的重點：切除健康的胃並不能獲得真正的益處。

「體脂量」（fat mass）的假說表明，脂肪組織的損失會帶來有益的影響。**脂肪細胞會主動分泌許多不同的荷爾蒙，這或許就是問題所在。**例如，脂肪細胞將睪固酮（Testosterone）轉化為雌激素（estrogen），導致肥胖症常有「女乳症」的現象。所以脂肪細胞並不具代謝惰性（metabolically inert），而是活躍的荷爾蒙促發者。這個想法提出了兩個問題：第一，在手術後數週內，第 2 型糖尿病會在脂肪量大量減少之前就消失。其次，抽脂手術（liposuction）可以消除脂肪，但無法為代謝提供任何益處。它無法改善血糖值或任何可測量的代謝標記，它只提供美容上的好處。[11]

這可不是什麼魔法。所有帶來益處的過程都是最簡單且最顯而易見的。這些減肥手術都有效，因為它們能瞬間消除極大的卡路里量。最簡單的解釋往往是正確的。

還記得胰島素阻抗是一種溢流現象吧。肝臟細胞被塞滿糖分和脂肪，就如同一顆快爆裂的氣球。胰島素會要求細胞打開大門讓葡萄糖

進入。處在溢流狀況下的肝臟會趕走這些葡萄糖，並讓其殘留在血液中，引發我們所熟知的胰島素阻抗。為了減輕擁擠的肝臟，新生的脂肪便會被送到其他器官，堵塞胰腺並使胰島素減少分泌。

急遽消除卡路里會讓我們的身體在大約 24 小時之內耗完肝臟的糖原儲量。一旦耗盡，我們就會被迫燃燒脂肪來獲取能量。身體會優先燃燒來自肝臟和其他器官的脂肪，因為它們比儲存在脂肪細胞中的脂肪更容易取得。

回想一下，腹部器官內部和周圍的脂肪會導致代謝症候群。因此在整體脂肪量明顯減少之前，**消除異位性內臟脂肪便可逆轉第 2 型糖尿病**。即便患者的體重依舊破百，糖尿病也會在術後數週內被逆轉。

消除器官內部脂肪會迅速改善代謝。消除胰臟多餘的脂肪可以解決 β 細胞功能障礙。隨著胰島素分泌恢復正常，血糖便開始下降。消除肝臟中的多餘脂肪，就如同縮小過度充氣的氣球，可以逆轉胰島素阻抗。第 2 型糖尿病的雙重缺陷便得以解決。

這些手術成功案例所得出的結論是，第 2 型糖尿病是一種完全可逆的疾病。我們一直認為，第 2 型糖尿病會無可避免地隨著年齡增長而發展，但是這個觀念根本不是真的。

讓我們列出兩個事實：

▲ **第 2 型糖尿病是一種完全可逆的疾病。**

▲ **使用低卡路里、低脂飲食和標準藥物治療（包括胰島素）會讓第 2 型糖尿病惡化。**

也許聽起來很奇怪，但唯一合理的結論是：**大多數第 2 型糖尿病患者都接受錯誤的治療。這就是第 2 型糖尿病成為流行病的原因。問題不在於疾病，而在於對疾病的治療和理解。**

瞬間急遽的卡路里限制逆轉第 2 型糖尿病的原因是它迫使身體

燃燒儲存在膨脹肝臟和胰臟細胞內的脂肪。身體只是燃燒掉導致第 2 型糖尿病的多餘糖分和脂肪，所以得以緩解。那麼有沒有另外一種不需要花錢動手術、不用忍受併發症就可消除所有的異位性脂肪的方法呢？剛好就是有。正如莎拉・哈爾伯格博士和奧薩馬・哈姆迪（Osama Hamdy）博士在《紐約時報》上寫的那樣：「在你花 2 萬 6 千美元動減肥手術之前，先做這個吧。」[12] 他們說的是什麼解決方案呢？其實很簡單──低碳水化合物飲食。

減少碳水化合物的飲食

如果我家有水災……

我不會每天、每週、每年去購買水桶、拖把和毛巾。

我不會發明不同類型的水桶、

更昂貴的拖把或排水系統，

只為了確保將水迅速排出。我會找到造成水災的來源，

並把它關掉！

——維爾納‧惠洛克（Verner Wheelock）博士

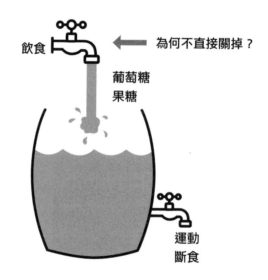

飲食

為何不直接關掉？

葡萄糖
果糖

運動
斷食

2015 年，新聞報導德州一位 3 歲女孩成為世界上最年輕的第 2 型糖尿病患者。[1] 她只有 3 歲。她剛出生時的體重就有 3.2 公斤。三歲半的時候則達到 35 公斤，並在就醫前表現出典型的糖尿病症狀：頻尿和口渴。

鑑於她的年紀，醫務人員很自然地認為她患有第 1 型糖尿病，即所謂的早發型或青少年型糖尿病。**但肥胖卻是第 2 型糖尿病的特徵**，進一步的檢測中證實了這一點。**她沒有糖尿病的家族史，問題在出在飲食——主要為糖果、含糖飲料和速食**。這名幼兒最初接受了藥物治療，但在適當的飲食條件下，她的體重減輕了 25%，並且在血糖恢復正常後停用所有的藥物。2 年後，這名小女孩從糖尿病中痊癒。

另一個溫馨的故事：我的朋友貝西（Betsy），27 歲，在當地一家大學附屬醫院擔任醫學研究員。在她的年度健康檢查中，她震驚地發現其血紅蛋白 A1C 數值為 10.4，這意味著她有嚴重的第 2 型糖尿病。她的醫生一看事態嚴重，立即依照加拿大糖尿病協會的指導方針，開了三種不同的藥物。貝西被進一步警告說，她可能需要藥物治療，並且最終需要服用胰島素。她聽說第 2 型糖尿病是慢性惡化的疾病，毫無治癒的希望。

貝西驚恐地拒絕接受這個可怕的預言，並且沒有採取任何藥物治療。她做了一些研究，開始採取一種名為「生酮飲食」（ketogenic diet）的低碳水化合物飲食，並且立即注意到一些改變：體重下降、腰圍縮小。3 個月後，在完全沒有服用任何藥物的情況下，A1C 數值只有 5.5%，她看起來好極了。根據糖尿病的定義，她不再患有第 2 型糖尿病。所謂的慢性惡化的疾病也不過如此！

在這兩個病例中，飲食上的改變都能解決根本的病因，並扭轉糖尿病，這並不奇怪。所有世界各地的糖尿病協都會建議在開藥前先以飲食和生活方式的改變來治療，**但是對第 2 型糖尿病來說最好的飲食**

方式是什麼？這是一個更難、更複雜的問題。

♂ 低脂飲食的失敗

世界衛生組織（World Health Organization）在 2016 年出版第一本《糖尿病全球報告》（*Global Report on Diabetes*），但它只提供模糊籠統的飲食指南治療。[2] 它說糖分攝取應該降至總卡路里的 10% 以下，但沒有提到最佳的飲食搭配。沒有任何指南告訴我們如何遵循低或高碳水化合物飲食、低或高脂肪飲食、低蛋白或高蛋白飲食。同樣地，美國糖尿病協會在 2016 年的糖尿病照護文件標準 [3] 拒絕建議任何特定飲食。這兩個組織已經悄然收回他們 40 年來所推行的低脂、低卡路里飲食建議，而默認了這種飲食的失敗。

全脂起士和奶油等高脂肪且美味的食物據說會「堵塞動脈」並導致心臟病，所以 1977 年的美國人飲食指南建議人們在每日總卡路里量中攝入 50 ～ 60% 的碳水化合物，以降低飲食中的脂肪。即便到了 2008 年，美國糖尿病協會的意見書也建議每天至少攝入 130 公克的碳水化合物。[4] 在北美，這些碳水化合物往往是高度精製的小麥和玉米製品，如糖、麵包和麵食。

1999 年，在低脂熱潮的高峰期，具有指標意義的里昂飲食心臟研究（Lyon Diet Heart Study）衝擊了醫學界。[5] 患有心臟病的患者，被隨機分配到美國心臟協會建議的低脂飲食、或高脂的地中海飲食（裡面充滿橄欖油、堅果和酪梨）。結果令人難以置信，地中海飲食減少 75% 的心臟病和死亡。在過去被稱為「法國悖論」（French paradox）的觀察結果中也有同樣的報告。

在 1980 年和 90 年代，法國人經常攝取飽和脂肪，儘管這種作法在當時已不被接受，但是他們的心血管疾病死亡率仍不到美國的一

半。如果飽和脂肪堵塞了動脈並引發心臟病，那麼法國人怎麼可能還會出現吃更多脂肪，心臟病反而更少的結果呢？事後看來，答案非常明顯：吃飽和脂肪不會導致心血管疾病。[6]

高脂地中海飲食的心血管益處已經被重現許多次了。最近在 2013 年的「地中海式飲食預防醫學研究」（PREDIMED study）證實，採用地中海飲食的患者可降低心臟病風險和死亡率[7]。2012 年針對歐洲各國不同飲食習慣的進一步比較研究顯示，較高的飽和脂肪攝取量與較少的心臟病風險有關。[8] 2009 年一項統合分析[9]顯示，飽和脂肪與引發心臟病之間並無關聯，反而對預防中風有一定的保護作用。在日本，這種預防中風的成效也已經被注意到了。[10] 我們慢慢地意識到天然脂肪含量高的飲食在本質上是健康的。

圖表 14.1.　較高的膳食性脂肪＝中風與心臟病的風險降低[11]

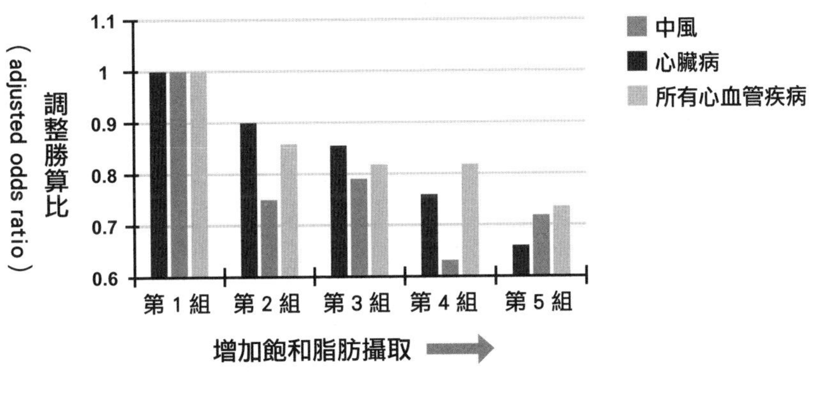

⚷ 為什麼要吃健康脂肪

在 2000 年中期，營養觀念開始發生變化，高單元不飽和脂肪的食物開始被建議用於促進心臟健康。**酪梨曾經被認為是危險的，因為**

它們的脂肪含量高，現在卻被高度評價為有益健康的超級食品。堅果也是，多吃堅果往往被認為是更健康的，每日食用堅果能降低 35％心臟病風險。[12]

富含 ω-3 的高脂肪深海魚類也被認為對心臟疾病具有極強的保護作用。富含鯨魚和海豹脂肪及高脂肪魚類的極北地區傳統飲食，讓當地人幾乎沒有心血管疾病或第 2 型糖尿病的問題。[13] 例如，格陵蘭島的烏佩納維克（Upernavik）鎮裡自 1950 年至 1974 年間的第 2 型糖尿病患病人數只有一例；相較之下，目前約有 13％的美國人患有這種疾病。

全脂奶製品中的反式棕櫚烯酸（trans-palmitoleic acid）若在血液中的含量增多，則可能降低 60％的第 2 型糖尿病發病率。它還可以改善高密度脂蛋白和三酸甘油酯濃度，降低如高敏感度 C- 反應蛋白（high sensitivity C-reactive protein）等炎症標誌物。[14] **一度被認為膽固醇含量高的蛋黃也已被還予清白**。現在研究得出結論：即使每天吃雞蛋也不會增加心臟病的風險。[15] 事實上，多吃雞蛋可降低 42％的糖尿病風險。[16]

為什麼脂肪有益預防與治療第 2 型糖尿病呢？請記得在三大營養素（醣類、蛋白質、脂肪）中，膳食性脂肪對胰島素的刺激是最少的。如奶油和橄欖油等純脂肪幾乎不會刺激胰島素分泌。因此，用天然脂肪代替精製碳水化合物是降低胰島素最簡單又天然的方法。[17]

🔑 為什麼要減少精製碳水化合物

2001 年，哈佛大學公共衛生學院（Harvard' s School of Public Health）的沃爾特·威爾利特（Walter Willet）博士在膳食性脂肪和心血管疾病的文獻評論中指出：「現在人們愈來愈認識到低脂風潮並

沒有足夠的科學證據，而且可能已經意外造成健康地代價了。」[18] 此外，如圖表 14.2 所示，該圖表來自哈佛大學的一項大型長期觀察性研究「護士健康研究」（Nurses' Health Study，NHS），此研究發現飲食中的高升糖負荷（Glycemic Load）與心臟病明顯有關。[19]

糖分和精製碳水化合物都有高升糖負荷，不只會提升血糖值及第 2 型糖尿病的風險，也會增加心臟病的風險。

圖表 14.2.　更高的升糖負荷＝更高的心臟病風險 [20]

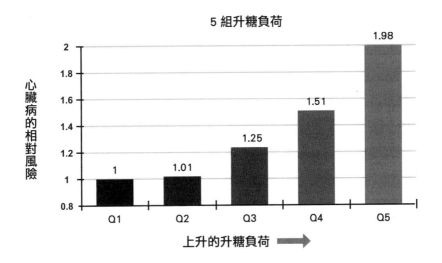

綜合 2013 年的評論可總結：**某些飲食可以提供優異的血糖控制。**[21] **具體而言有四種飲食具有此功效：低碳水化合物飲食、低升糖指數飲食、地中海飲食和高蛋白飲食。**這四種飲食都有一個共同的特點：每一種都會減少飲食中的碳水化合物。低碳水化合物飲食被證實在減重、腰圍減少和血糖降低方面有更大的成效。[22]

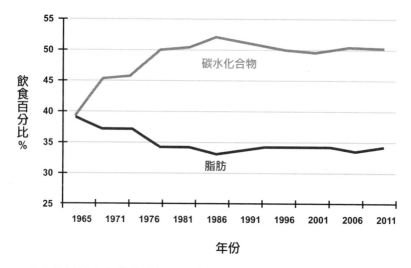

▲ 來自全國健康與營養體檢調查（NHANES）的數據顯示，從一九六五年
到二〇〇〇年，隨著肥胖和第 2 型糖尿病的雙重流行趨勢，美國人在飲
食比例上攝取更多的碳水化合物和更少的膳食性脂肪，正如同飲食指南
中所建議的方針。[24]

　　精製的穀類和糖類是碳水化合物的主要來源，而任何低碳水化合
物飲食都應該限制這些來源的攝取。然而我們需要進一步區分出未精
製的碳水化合物（例如馬鈴薯和水果），以及精製碳水化合物（例如
糖類添加物和麵粉），因為精製碳水化合物的攝取量愈高，糖尿病的
風險就愈高。[25] 原因是比起未精製碳水化合物，精製碳水化合物更能
讓血糖升得更高、更快，這一效應在觀察升糖負荷時會更加明顯。儘
管在飲食中攝取等量的碳水化合物，未精製食物在整體升糖負荷的影
響還是比較低。

圖表 14.4. 不同碳水化合物的升糖負荷 [26]

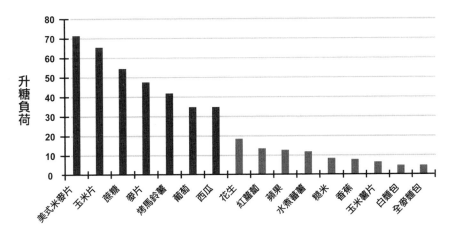

這種區別方式解釋了許多傳統社會如何在碳水化合物為主的飲食下卻沒有患病現象的原因。例如，新幾內亞的高地部落圖奇聖塔（Tukisenta）人民的熱量攝取中有 94.6％為未加工的碳水化合物；位於日本南部小島沖繩的居民採取澱粉比例近 85％的傳統飲食。兩組居民大多都吃蕃薯。在幾乎沒有糖或精製穀物（例如麵粉）的飲食條件下，[27] 第 2 型糖尿病幾乎是不存在的。新幾內亞的小島基塔瓦（Kitava）的當地飲食是由 69％的碳水化合物組成，大部分為塊莖類（蕃薯、木薯和山藥）、椰子和水果，但是他們的平均胰島素濃度低於 90％的瑞典人。[28]

換言之，光是碳水化合物攝取量增加並不會導致更高的胰島素濃度。精製和加工過程才是增強胰島素作用的主角。去除食物中的天然纖維、脂肪和蛋白質，留下純粹的濃縮碳水化合物，這是一種非自然取得的形式。將這些碳水化合物進一步研磨成細粉（例如麵粉）會增加消化的速度，進而導致更高的血糖高峰。同時，因為蛋白質、纖維

和脂肪的飽足效應已經消失了，所以我們會吃下更多的精製碳水化合物。在脂肪肝、胰島素阻抗和高胰島素血症的發展中，果糖發揮著主導作用，而傳統社會卻很少或甚至沒有食用糖類添加物。

第 2 型糖尿病的主要缺陷是高胰島素血症，其有可能是或不是因為過多碳水化合物攝取所造成的結果。改變或預防第 2 型糖尿病意味著要降低胰島素濃度，但即使是高碳水化合物飲食也可能做得到。然而，**避免糖和精製碳水化合物仍然是成功的基石**。研究證明，使用橄欖油的低碳水化合物、高脂肪地中海飲食能夠驚人地減少 59％的藥物需求。[29] 當我們瞭解食用天然脂肪、減少糖添加及加工精製碳水化合物的潛在益處，我們便能逐漸減少並逆轉第 2 型糖尿病。

⚷ 擺脫糖分就能擺脫糖尿病

我們知道**第 2 型糖尿病的本質是體內糖分過多，而不只是看血液中的糖含量**。一旦我們理解了這個基本的道理，解決方案就很明顯了。如果問題在於過多的糖（葡萄糖和果糖），有兩種治療方法可以帶來成效。幸運的是，**這兩種方法皆不需要手術或藥物治療**：

1. **停止攝取糖分（低碳水化合物飲食、間歇性斷食）。**
2. **燃燒剩餘的糖（間歇性斷食）。**

簡單來說，我們現在掌握了一種天然、無藥物的第 2 型糖尿病治療方法。

消除糖分的飲食會阻止過多葡萄糖引發胰島素阻抗、胰島素毒性和疾病的惡性循環。記住，吃東西就會觸發胰島素作用，但不同的營養素需要不同的胰島素濃度。脂肪分解成脂肪酸，其過程不需要胰島素來代謝。蛋白質分解成氨基酸則需要一點胰島素，使它們得以被肝臟加工。碳水化合物是一隻愛好胰島素的大肥豬。它們會分解成葡萄

糖，而葡萄糖全都需要靠胰島素來進入細胞。在糖和高果糖玉米糖漿中發現的果糖會直接引發胰島素阻抗，並導致高胰島素血症。由於其獨特的代謝途徑，果糖比葡萄糖更可能引起胰島素阻抗。

建議低碳水化合物飲食治療第 2 型糖尿病的原因不勝枚舉。[30] 不要只聽我說的，低碳水化合物飲食已經以各種形式存在了幾個世紀，最早可以追溯到 1863 年威廉·班廷（William Banting）的著作。[31] 世界各地的醫生正慢慢地認識到飲食改變對於治療糖尿病有著深遠的影響。我請求 2016 年英國著名的國家衛生服務創新獎（National Health Service Innovator of the Year Award）得主大衛·烏溫（David Unwin）博士為本書提供一些見解。他透過電郵送給我一段他在北英格蘭作為家醫的經歷描述：

> 我接到實驗室傳來的緊急通知，是一份「極度飆升」的血糖檢查報告。我衝到病房，發現她正要吃午餐，手裡拿著兩大碗，一碗是香草冰淇淋，另一碗裝著米布丁和一包巧克力餅乾。我給了她一個絕妙的選擇了：要不就少吃糖，要不就開始終身服用胰島素。在選擇一個更好飲食後，一週之內，她的血糖就恢復正常了。她的病例看起來相當清楚明確，但我在想不知道我們的選擇能否一直都是如此清楚明確呢？

> 在我作為一名醫生的前三分之二個職業生涯中，我並不知道嚴格削減糖分攝取的驚人力量。事實上，是我的患者幫我上了寶貴的一課。第一名患者決定不再攝取糖分之後，她很快就瘦了 23 公斤。她的血糖和血壓皆恢復正常，不再需要四種不同的「終生」藥物。多年以後，現年 70 歲的她健康強壯，騎著自行車到處跑。我覺得奇怪的是，當我加強了

藥物治療時，我總得向大家說明糖尿病會慢性惡化的事情。

另一名患者剛停用了她的糖尿病藥物，我擔心地打電話給她。她瘦了很多，看起來也年輕了不少，以致於讓我以為認錯人了。她開始採取低碳水化合物飲食，不僅僅是糖，而且連所有的葡萄糖來源都大大減少了。血液檢查證實她的糖尿病已經完全緩解了。

一週後，《英國醫學雜誌》（British Medical Journal）上的一篇文章引起了我的注意。麵包比蔗糖還要能提升血糖。這簡直無法置信，但我驚訝地發現這是不爭的事實！澱粉類食物如麵包、麥片、米飯或馬鈴薯就是一種「濃縮」的糖分，都會被消化成大量的葡萄糖。升糖指數預測各種含碳水化合物的食物會如何影響血糖。把糖量的數值範圍改為茶匙後，出現了一些令人驚訝的結果。（注意：這僅僅是為了說明，因為糖同時包括果糖和葡萄糖，所以所列之食物並不等同於糖類。

圖表 14.5.　食物如何影響血糖值（比較）[32]

食物項目	升糖指數	分量（公克）	含糖量（以 4 公克為 1 茶匙作單位）
煮好的米飯	69	150	10.1
蒸馬鈴薯	96	150	9.1
炸薯條	64	150	7.5
水煮義大利麵	39	180	6.6
水煮甜玉米	60	80	4.0
水煮青豆	51	80	1.3
香蕉	62	120	5.7
蘋果	39	120	2.3
全麥麵包（1 小片）	74	30	3.0
綠花椰菜	54	80	0.2
蛋	0	60	0

有了這些新的知識，我開始用低碳水化合物飲食治療所有願意嘗試的糖尿病患者。四年後的現在，已有 160 名患者嘗試過，並獲得驚人的結果：

▲ 平均瘦下 9 公斤。

▲ 第 2 型糖尿病患者的 HbA1c 數值平均改善了 18 mmol / mol。

我們沒有提供建議，只是提供資訊給患者而已，然後詢問病人是否準備好做出改變。對新診斷出糖尿病的患者提供飲食治療作為終身

藥物的替代療法是個好機會。胰島素治療的啟動則就要另當別論了。鑑於這些選擇和資訊，在我執業生涯中，沒有一個患者選擇以終身藥物治療代替飲食療法。這不僅為患者帶來更好的健康狀況，也省下大量的成本。與英國的平均水平相比，現在我們每年可以省下超過 5 萬英鎊的糖尿病藥物！**用更少的錢換得更好的健康。**

2016 年，我們與「Diabetes.co.uk」的一群聰明人合作，創立了一個免費的線上教育模組。**它提供了相當的常識性建議：**

▲ **用綠色蔬菜和豆科植物代替碳水化合物。**

▲ **享用橄欖油、堅果和其他健康的飽和脂肪。**

▲ **避免糖添加。**

在該模組啟用的第一年，就有 17 萬人使用，並拒用國家衛生局的官方飲食建議。採用這種低碳水化合物的方法後，患者平均減重 8 公斤。超過 70％的患者改善了他們血糖濃度，不可思議的是有五分之一的患者不再需要糖尿病藥物治療。更令人難以置信的是，這些好處會在 10 週內完全免費獲得！ [33]

哈佛大學世界著名的喬斯林糖尿病中心（Joslin Diabetes Center）肥胖症臨床計畫（Obesity Clinical Program）的醫學主任奧薩馬・哈姆迪（Osama Hamdy）自 2005 年來一直在廣泛推行低碳水化合物飲食治療第 2 型糖尿病。[34] 他寫道：「很顯然，我們在建議增加碳水化合物攝取時犯了一個大錯。」在血糖已經很高的情況下，飲食中愈來愈多的精製碳水化合物當然會升高血糖。埃利奧特・喬斯林（Elliott Joslin）博士自己靠著只含 2％碳水化合物的飲食方式，成功治療所謂的「脂肪性糖尿病」（第 2 型糖尿病）。

十多年來，喬斯林中心的體重管理計畫已經建議客戶將精製碳水化合物的攝取量減少到總卡路里量的 40％以下。結果？整體客戶共

瘦下超過約 4536 公斤的體重，改善了他們的糖尿病，也減少了他們的藥物。

逆轉第 2 型糖尿病的 3 大守則

一旦我們瞭解第 2 型糖尿病和胰島素阻抗的發展機制後，我們便能實施合理的逆轉策略。這裡是我針對減重、減少胰島素、逆轉第 2 型糖尿病所擬出的 3 大食物「守則」。

守則 #1：避免果糖攝取

這是最為重要的規則，此舉是為了消除所有飲食中的糖分添加。回想一下，胰島素阻抗是脂肪肝變得過度充滿而不能接受更多葡萄糖的結果。脂肪肝最重要的決定因素不僅僅是碳水化合物，而是蔗糖（table sugar）和高果糖玉米糖漿中所含的果糖。

圖表 14.6.　果糖的飲食來源 [35]

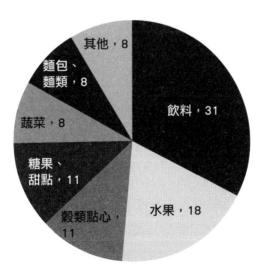

其他，8
麵包、麵類，8
蔬菜，8
糖果、甜點，11
穀類點心，11
飲料，31
水果，18

請記住，身體中的每一個細胞都可以協助分散葡萄糖，但**肝臟是能夠代謝果糖的唯一器官。因此，果糖比葡萄糖更容易引起脂肪肝。由於蔗糖是等量的葡萄糖和果糖組成的，所以它也是導致脂肪肝的主要原因**，毫無疑問。純果糖並不常見，但可能會在一些加工食品中發現。

以下食物都是一看就知道不該碰的東西，例如含糖飲料，包括汽水、冰茶、運動飲料、調酒、果汁、冰沙、含咖啡因飲品和「增能」水（enhanced water）（譯註：增能水是一種含有其他成分的水類飲料，其成分包括天然或人造香料、糖、甜味劑、維生素、礦物質等。該種飲料的卡路里量通常低於其他飲料。）這些飲料都含有糖。餅乾、蛋糕、甜點、瑪芬蛋糕、杯子蛋糕和冰淇淋也都明顯是含糖的食品。

幾乎所有的加工食品都有添加糖，原因很簡單，它們幾乎不想多下成本去增加風味和口感。檢查肉製品上的標籤，通常在製作醬料或加工過程中就會添加糖。糖通常會隱藏在調味品：番茄醬、紅醬、調味酸奶、沙拉醬、燒烤醬、蘋果醬和香料混合物中。穀物和燕麥棒通常也含有非常多的糖。此外，記得詢問清楚你在餐廳裡享用的餐點；糖經常被添加在美味的菜餚中，因為這是一種使所有食物的味道更好的廉價方法。

那麼水果呢？事實上，水果中所含的果糖和蔗糖中所含的果糖之間在化學上並無差異。只要劑量足，萬物皆有毒，所有東西都一樣。我的建議是最好避免吃過量的水果，特別是現在有許多品種全年都吃得到，而且比過去更加甜美。水果乾通常含有高糖量，所以你最好避免食用葡萄乾、蔓越莓乾等水果乾。

那麼人造甜味劑呢？我建議患者不要食用所有甜味劑，不管是否含有卡路里。邏輯很簡單。如果無熱量甜味劑能真正減少糖尿病和

肥胖症，那麼我們就不會遇到這麼多流行病了。我們已經在食品中廣泛使用這些化學物質數十年了，而經驗性證據（Empirical Evidence）（譯註：經驗性證據是指為了在實際情況下應用理論或為支持理論而從個人和企業的數據中所得到的資訊。）明確告知我們：人造甜味劑並不會比糖好，全都別吃了。

守則 #2：減少精製碳水化合物並享用天然脂肪

高胰島素血症和脂肪肝是導致代謝症候群與肥胖的關鍵問題。既然所有精製碳水化合物食物都會引發胰島素濃度的飆升，少吃這些東西也是合理的。大多數用小麥、玉米、米和馬鈴薯製成的加工產品都屬於這一類。

減少或避免精製小麥食品（例如麵包、義大利麵、華夫餅、瑪芬蛋糕、杯子蛋糕和甜甜圈）。限制玉米加工食品的攝取（例如爆米花、玉米片、玉米餅和精製馬鈴薯產品，特別是炸薯條和洋芋片。）此外，白米飯本身也是一種精製碳水化合物，只是精製的程度較小。高果糖玉米糖漿含有 55％的果糖，這意味著裡面大多都是糖而非玉米。其可見於許多加工食品之中，應該避免食用。

請記住，**碳水化合物本質上並非不好的食物**。許多傳統社會中常常可見碳水化合物含量重的飲食，精製過程才是主要問題。去除天然脂肪和蛋白質的精製碳水化合物是不自然的，我們的身體沒有演變出處理這種變化的能力。甚至許多全麥和全穀製品也是高度精製的。關鍵在於胰島素對這些食物的反應，而完全未精製的碳水化合物幾乎不會引發如白麵粉等精製碳水化合物會有的胰島素反應。

以富含油質的魚、橄欖油、酪梨和堅果來取代那些精製碳水化合物。天然的飽和脂肪也是健康的脂肪，其可見於牛肉、豬肉、培根、奶油和椰子中。蛋類就跟大多數海鮮一樣都是很好的飲食選擇。

然而並非所有的脂肪都是良性的，工業加工的高度精製種子油就不建議使用，因為它們含有高量的 ω-6 脂肪，會引起炎症並對人體產生不利影響，包括玉米油、葵花油，紅花油（safflower）和植物油。特別是在高溫下不宜使用這些植物油，因為它們在加熱時會釋放出名為「醛類」（aldehydes）的有害化學物質。遠離油炸食品和所有氫化（反式）脂肪。

我建議採用低碳水化合物飲食和健康脂肪（LCHF）飲食。其旨在保持血糖不升高，減少胰島素，藉以燃燒更多的脂肪。最後會怎樣呢？你瘦了，糖尿病也改善了。

守則 #3：吃真正的食物

就像我先前提到的，脂肪有分好壞，碳水化合物亦然。最為關鍵的區分標準為何？答案是精製與加工。

我們的身體已經花了幾千年的時間適應食物的自然狀態。所以在一些傳統社會中，那些居住在極北地區的人，可能會吃到幾乎純粹的肉食。而另外有一些人，如生活在日本沖繩島的人，則採用高碳水化合物的飲食。由於這些食物皆非精製或加工，而且糖含量很少甚至不含糖，所以這兩個群體都沒有高血糖、肥胖症或第 2 型糖尿病的問題。當具有傳統的飲食習慣的傳統社會開始食用高度加工的食物和糖時，肥胖症和第 2 型糖尿病就跟著來了。[36]

儘管如此，你並不會在樹上採集你的晚餐。你也不會自己種植萃煉出一瓶植物油。最重要的守則就是吃真正的食物。如果你吃的食物看起來像是在大自然中可見的，那它很可能就是好食物。

為了補充前 3 條的不足，準備第 4 條守則

當然，避免使用果糖、採用 LCHF 飲食、食用真正的食物是很好的開始，但是這些往往不足以阻止或逆轉嚴重的第 2 型糖尿病。這種疾病可能需要數十年才能發展，所以儘管遵循所有飲食規則，高胰島素血症和胰島素阻抗的惡性循環仍可能繼續進行，那該怎麼辦呢？

正如許多解決方案都是老生常談一樣。這是人類已知最古老的飲食干預手段，它天然的淨化能力已被世界上幾乎所有宗教所利用，因為它完全免費，還可以在任何地方實行。我說的是什麼？**斷食的力量**。

15

間歇性斷食

我們再一次維持這莊嚴的齋戒

這是一份來自遠古的信仰之禮

——引自教宗額我略一世

（Gregory the Great, c. 540 ～ 604）

斷食，一種對食物的自發性戒除，近百年來被視為治癒糖尿病的方法。埃利奧特·喬斯林（Elliott Joslin）博士是史上最著名的糖尿病專家，他在 1916 年寫下斷食的經歷。他認為斷食是有益的，甚至不需要研究證實。對第 2 型糖尿病患者來說，如果不吃東西，血糖和體重都會下降，這看來是完全不證自明的。當你成功減重時，你的第 2 型糖尿病便會逆轉。那麼那麼這之中還存在什麼問題呢？

就如我們所知，對於糖尿病膳食療法的關注隨著胰島素的重大發現而有所轉向。雖然胰島素對於第 1 型糖尿病確實是一種奇蹟般的治療方法，但它對於第 2 型糖尿病並非萬能。對於斷食的關注消失了，因為醫生們專注於下個世紀的醫療重點：藥物、藥物和更多的藥物。當美國糖尿病協會說第 2 型糖尿病無法被治癒的時候，他們的意思是沒有藥物可治。這是兩個完全不同的立場。

我們早就知道減肥手術可以透過瞬間急遽的卡路里制限來降低胰

島素濃度，藉以逆轉第 2 型糖尿病。簡言之，**減肥手術是手術性的強制斷食**。直接比較這兩種方法的研究表明，斷食在降低體重和血糖方面其實比手術好。[1] 斷食帶來的體重下降幾乎是減肥手術的 2 倍。

在第一次世界大戰和第二次世界大戰期間，整個歐洲的糧食配給限制了所有的食物，特別是糖。這些緊縮措施也像強制性的斷食，並能急劇減少卡路里。在此期間，糖尿病死亡率急劇下降。在戰間期（在一戰與二戰之間），隨著人們回到習慣的飲食方式，死亡率也回到一般的高水平。雖然糧食配給在大多數國家已成為過去，但重點在於：嚴格減少食物攝取有可能完全逆轉第 2 型糖尿病。再說一次，這是不證自明的，當你減重後，第 2 型糖尿病便會消失。

手術或戰時糧食配給並非急劇減少卡路里的唯一方法。我們只要不吃東西就好了。斷食是久經考驗、從古老流傳下來的療癒方法。

請記住最**關鍵的重點：第 2 型糖尿病純粹是因體內過多糖分所致。因此，逆轉與否取決於兩件事：**

1. 別再攝取糖分了。

2. 燃燒剩餘的糖分。

低碳水化合物的健康飲食能降低葡萄糖負荷，但並無法將其燃燒殆盡。運動可能有所幫助，但是其補償效應也會限制其成效。此外，運動僅有益於骨骼肌，而非糖尿病的治療重點「脂肪肝」。

然而，間歇性斷食卻可以同時達成逆轉糖尿病的兩個方面。其簡單的成為了對於第二型糖尿病最天然而有效的療法。但是我們難道不能透過減少每天的卡路里攝取量來獲得相同的效果嗎？這聽起來好像有道理，但答案是否定的。**持續性的輕度卡路里限制與間歇性的嚴格卡路里限制是完全不同的。**茲以解釋之。

🔑 間歇性斷食 VS 持續性的卡路里限制

加州死亡谷（Death Valley）是一個平均氣溫為攝氏 25 度的地方。聽起來很完美，不是嗎？實際情況是大多數居民很難悠閒度日，因為當地夏日炎熱，冬夜寒冷刺骨。

想想看，跳下一座僅約 30 公分的牆多達一千次，感受肯定不同於只跳一次約 305 公尺高的牆，兩者之間可說是生與死的區別。你喜歡經歷七個灰濛濛的下雨天，每天都下滿約 25 毫米的雨量，或是六個陽光明媚的好日子，但有一天卻下了約 178 毫米的雷陣雨？

重點是就如同圖表 15.1 所示，平均值並不能看出整體的狀況。

圖表 15.1. 平均值並不能看出整體的狀況

持續性

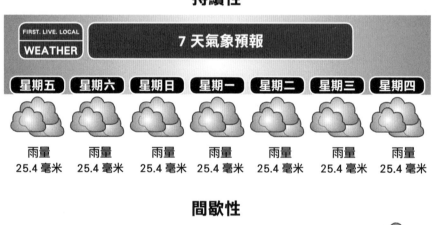

間歇性

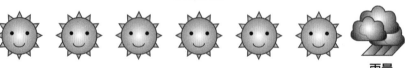

雨量
177.8 毫米

在這些例子中，顯然平均值只能代表整體狀況中的一部分而已。事件發生的頻率是至關重要的。那麼為什麼我們會假設每天減少 300 卡並持續 7 天的作法會和一天之內減少 2100 卡的作法是一樣的呢？持續的卡路里限制與間歇性斷食是不一樣的。這兩種情況都會在我們的身體中引發深刻且不同的荷爾蒙反應。兩者之間的區別實際上就是成功與失敗的區別。

持續減少卡路里的分量控制策略是減重治療及第 2 型糖尿病最常見的飲食方法。例如，美國糖尿病協會的主要飲食建議是「注重飲食、身體活動和日常生活策略，以達到減少 500 ～ 750 大卡／天的卡路里。」[2] 其進一步建議患者在一天之內持續性地減少卡路里，而不是一次就達成，營養師也遵循這種方法，時常建議病人每天吃 4、5 或 6 餐。為了支持這種減卡策略，卡路里標籤無處不在──餐廳的餐點上、包裝食品和飲料上。如果這還不夠，還有圖表、應用程式和數百本相關著作來幫助我們計算卡路里。即使有了這些幫助，以這種方法成功減肥的例子就跟太陽打從西邊出來一樣罕見。

畢竟，大家都試過這種分量控制策略吧？它有效嗎？幾乎沒有。來自英國的數據顯示，在 210 例肥胖男性中，傳統建議的成功案例僅有 1 例，在 124 例肥胖女性中也僅有 1 例成功。[3] 這種方法的失敗率是 99.5％，而對於病態肥胖者而言，這個數據還會再下修。因此，無論你信或不信，分量控制根本沒有用，這是實際被證實的事實。更糟糕的是，遵循這種方式的百萬信徒最後的下場也證明了這一點。

為什麼沒用呢？因為限制卡路里會產生補償效應，並增加飢餓感，降低身體的代謝率。補償效應會削弱減肥效果，最終導致失敗。**間歇性斷食會成功是因為它會產生有益的荷爾蒙變化，而慢性的卡路里削減做不到。最重要的是，它可以降低胰島素和胰島素阻抗。**

還記得那個大叫「狼來了」的男孩嗎？只要一陣子不大叫「狼來

了」，還是可以取得村民的信任。一直大叫「狼來了」，語氣還略帶軟弱是無法有任何效果的。抗性的形成不僅是因為高胰島素濃度，還取決於高胰島素濃度的持續存在。間歇性斷食可以透過建立長期的低胰島素狀態，維持人體對胰島素的敏感性，藉以防止胰島素阻抗性惡化。這是逆轉前期糖尿病和第 2 型糖尿病的關鍵。

有研究直接比較了每日卡路里限制和間歇性斷食，兩者每週的卡路里攝取量並無差異。[4] 受試者採用地中海飲食，其中包括 30% 的脂肪，但有些受試者每天限制一部分的卡路里攝取，而另一些受試者則在每週兩天嚴格限制卡路里，其他時間則享用完整分量的餐點。也就是說，這些群體的差異只在於他們吃的頻率，而非他們每週消耗多少卡路里或他們吃的食物種類。

經過 6 個月，這兩組在體重和體脂肪的減少上並無差異，但他們的胰島素濃度和胰島素敏感性卻有重大的不同。請記住，從長遠來看，**胰島素濃度是胰島素阻抗和肥胖的主要驅動因素。**

那些採用每日限制卡路里飲食的人看得到自己的胰島素濃度下降，但很快地又回到了高峰。另一方面，儘管兩組的總卡路里攝取量都相差不遠，間歇性禁食組的空腹胰島素濃度卻仍然可以持續下降。由於第 2 型糖尿病是高胰島素血症和胰島素阻抗所致的疾病，所以間歇性斷食會成功，卡路里限制策略則會失敗。

最近的一項為期 32 週的試驗比較了肥胖成人的間歇性斷食與直接的卡路里分量控制策略。[6] 卡路里減少策略旨在從參與者的估計熱量需求中減去 400 卡／天。斷食組在正常飲食的日子裡吃東西，但每隔一天就停止任何卡路里攝取。

圖表 15.2.　斷食對於胰島素阻抗的衝擊[5]

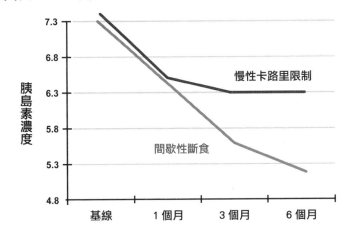

最重要的結論是：斷食是任何人都可以合理遵循且安全有效的治療方法。斷食組不僅減輕了體重，而且還使更危險的內臟脂肪減少了幾乎 2 倍。分量控制組除了脂肪之外，淨體重（LBM）也有所減少，斷食組卻不然。斷食組淨體重上升了 2.2％，而分量控制組只上升 0.5％。換言之，斷食能保持 4 倍的淨體重質量。（「斷食會使肌肉流失」的傳聞不攻自破。）

既然斷食已經被證實是有效的，那麼為什麼斷食還沒有普及呢？最大的障礙就是飢餓神話。

克服飢餓神話

《減肥達人》（The Biggest Loser）是長時間拍攝的美國電視真人秀節目，讓肥胖的參賽者相互競爭，力求減掉最多的體重。減肥方案有兩個部分：卡路里限制飲食，設定每位參賽者將他們的熱量需求降至 70％ 左右，通常是每天 1200 至 1500 卡，再加上一天 2 小時以上的強化運動方案。[7]

這就是所有營養部門都認證的「少吃多動」（Eat Less, Move More）減重法，這就是為什麼《減肥達人》的飲食在 2015 年《美國新聞與世界報導》（U.S. News & World Report）中成為排名最高的快速減肥飲食法。[8] 但這種方法只有短期效果。當研究進行時，6 個月內平均減輕了約 58 公斤。這實在太棒了。然而長期來看，第二季的選手蘇珊娜・門東卡（Suzanne Mendonca）提到他們從來沒有再一起上節目，因為「我們都復胖了」，她說得對。[9]

這些參賽者的基礎代謝率（保持心跳、肺部呼吸、腦部思維、腎臟排毒等所需的能量）像一架鋼琴從 20 樓掉落下來。6 個月後，他們的基礎代謝平均下降了 789 卡，也就是說他們每天減少燃燒 789 卡。這是一個難以逾越的障礙。

隨著新陳代謝的下滑，體重不再繼續減輕。慢性卡路里的限制迫使身體因應降低的卡路里攝取量而停止作用。這種補償效應有時被稱為「飢餓模式」。一旦消耗量下降到攝取量以下，體重便又回來了。不必再想著上節目了，即便再過 6 年，代謝率也不會恢復。[10]

但這早就不是新聞了。限制卡路里所致的代謝減弱已被證實了 50 多年。在 1950 年代，安瑟爾・凱斯（Ancel Keys）博士著名的明尼蘇達飢餓試驗（Minnesota Starvation Experiment）[11] 讓受試者每日攝取 1500 卡的熱量。儘管研究的名稱聽起來很嚇人，但這種飲食限制了受試者日常飲食的 30％卡路里攝取，這樣的卡路里限制與現今所建議的許多減肥飲食相差無幾。結果受試者的基礎代謝率下降了大約 30％。他們感到寒冷、疲累、飢餓。當他們恢復成一般飲食時，所有的體重都回來了。**逆轉第 2 型糖尿病就必須消除身體多餘的葡萄糖，所以每日卡路里限制飲食並不能奏效。**

長期持續減重的祕訣在於維持基礎代謝。那要如何才不會讓你陷入飢餓模式呢？體驗真正的飢餓！或者至少是在一定的控制之下：間

歇性斷食。斷食會引發許多荷爾蒙適應症,而不會只是單純的卡路里減少。胰島素會急劇下降,去甲基腎上腺素(Noradrenaline)升高,並保持高度的新陳代謝,生長激素也會上升,以維持淨體重質量。

對照實驗證明了這一點。持續斷食 4 天以上,基礎代謝(以靜態能量消耗值,REE 來測量)並沒有下降,反而增加了 12%。追蹤每分鐘耗氧量(VO2,基礎代謝的另一個衡量指標)也同樣上升了[12]。其他許多研究也證實了這些發現。另外,22 天間隔交替的日斷食也沒有導致基礎代謝率的下降。[13]

圖表 15.3.　斷食 4 天的代謝變化 [14]

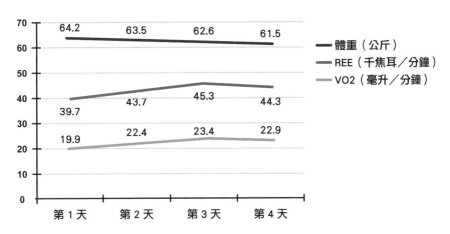

還記得前面提及的分量控制與斷食研究嗎?分量控制策略是每天減少 76 卡的基礎代謝。相較之下,沒有任何統計顯示斷食與能量消耗的降低有關。換言之,每天的卡路里減少,會造成飢餓模式,而斷食不會。

該研究總結:「重要的是,間隔交替的日斷食(Alternate Daily Fasting,ADF)與體重增加的風險並無關聯。」對於曾經試圖減肥的人來說,這個聲明非常重要。任何節食方法幾乎都能讓你減肥,但維

持持續性的減重才是真正的戰爭。

　　斷食之所以有效是因為它能維持高基礎代謝。為什麼？因為這是一種生存機制。想像你是石器時代的山頂洞人，現在是食物短缺的冬天，如果你的身體進入飢餓模式，你將不會有精力外出尋找食物。每一天的情況只會變得更糟，最終你會餓死。如果我們的身體會因每隔幾個小時不吃東西就衰敗的話，那人類早已滅絕了。

　　斷食期間，身體會打開充足的糧食倉庫（體脂肪），基礎代謝會維持在高水平。不需使用食物作為燃料，我們會使用身體儲存的體脂肪。畢竟這正是我們儲存脂肪的原因。現在我們有足夠的能量出去狩獵了。

　　斷食期間，我們首先會燃燒儲存在肝臟的糖原。糖原燃燒完畢後，我們便會燃燒體脂肪。喔！對了，有個好消息：這裡儲存了豐富的脂肪。燃燒吧！寶貝，燃燒吧！因為儲存了大量的燃料，所以基礎代謝沒有理由會下降，這就是決定勝負的關鍵一擊。簡言之，斷食藉由完全阻止食物攝取來提供有益的荷爾蒙變化，即便食物中的卡路里減少也無妨，斷食的間歇性會使它更加有效。

　　如果我們希望身體燒盡造成第 2 型糖尿病的糖分，我們就必須讓基礎代謝之火生生不息。我們可以在斷食的嚴苛考驗中鍛鍊出免疫糖尿病的新身體。

🔑 斷食或降低碳水化合物：哪個比較好？

　　間歇性斷食和低碳水化合物與健康脂肪（LCHF）飲食都能有效減少胰島素，進而減輕體重並逆轉第 2 型糖尿病。斷食能最大限度地降低胰島素，所以是既簡單又最快、最有效的方法。儘管如此，極低碳水化合物飲食確實有非常好的成效，這會帶給你 71％斷食所獲得

的益處，而不需要實際去進行斷食。[15] **相較於攝取 55%碳水化合物的標準飲食，低碳水化合物飲食減少了大約一半的胰島素，儘管兩者卡路里攝取量皆無差異，配合斷食還能再減少 50%，這就是力量。**

值得注意的是，這些研究表明限制碳水化合物對於血糖的好處不僅是因為卡路里攝取受限。有許多衛生專業人員喋喋不休地說：「全是因為卡路里。」這的確是有用的知識，但真相不只如此。如果他們所言屬實，只要卡路里相同，一塊布朗尼蛋糕和一份炙燒鮭魚生菜沙拉都能讓你肥胖，並導致第 2 型糖尿病；你我都知道這有多可笑。

吃愈多刺激胰島素的高度加工食品，我們就愈需要更快速地降低胰島素濃度。而沒有什麼能比斷食更迅速的降低胰島素濃度。但是我們應該實行斷食還是 LHCF 飲食呢？這不是二選一的問題，我們可以結合斷食與 LCHF 飲食以獲得最大的利益。

如果飲食性干預能降低第 2 型糖尿病的血糖和胰島素濃度，那為什麼我們還需要藥物呢？我們並不需要。第 2 型糖尿病是一種膳食性疾病，矯正飲食習慣就能扭轉疾病。

斷食對於第 2 型糖尿病的效果

斷食讓我們自然地清空身體裡的糖分。一旦完全清空，之後任何攝取到的糖分將不再溢到血液中，我們將不再符合糖尿病的標準。我們就能扭轉這種疾病。

早在 1916 年，喬斯林博士就提出斷食對於糖尿病的益處。1969年的報告也證實了這些好處。13 名肥胖患者住院治療體重問題，偶然發現他們也患有第 2 型糖尿病。他們斷食 17 至 99 天，平均減重約20 公斤。

想當然，他們的糖尿病也被治好了。有趣的是，這種逆轉現象並

不是因為體重減輕，[16] 這也再次反映出**總體脂肪減少並非關鍵所在，關鍵在於異位性脂肪的消失**。某些常規治療會運用斷食來治療第 2 型糖尿病。要扭轉這種疾病得取決於斷食方案的強度以及你罹患此病的時間。愈嚴格的斷食就會帶來愈快的成效，但是如果你有 20 年的第 2 型糖尿病病史，你是無法在幾個月內就逆轉糖尿病。這需要更長的時間，而其確切的時間會因患者狀況不同而有所差異。

接受藥物治療時的斷食

如果你正在接受藥物治療，在開始斷食之前你必須和主治醫師討論。糖尿病藥物是基於你當下的飲食來開處方的。如果你在沒有調整藥物的情況下改變飲食方式。那你可能會引發低血糖反應，這是相當危險的事情。你可能會顫抖、盜汗或感到噁心，甚至失去意識、死亡。仔細監控並調整你的藥物是至關重要的環節。

某些糖尿病藥物很有可能會導致低血糖症，特別是胰島素和硫醯基尿素類藥物。二甲雙胍、DPP-4 抑制劑和 SGLT 2 抑制劑具有較低的低血糖風險，所以這些是很好的藥物選擇。如果你正在服用糖尿病藥物——再說一次，你必須先和醫生諮詢—— 使用基礎醫療測量儀器來密切監控血糖非常重要。在斷食和非斷食的期間都要每天至少要檢查 2 次血糖，最好每天檢查 4 次。如果你沒有在服用藥物，那就是非必要的。你的血糖可能略有下降，但應該會保持在正常範圍內。

你的主治醫師可以在你斷食期間，指導你如何減少或維持糖尿病藥物劑量（尤其是胰島素）。血糖過高時，可根據需求服用藥物。適度升高的血糖通常不是問題，因為這樣的血糖值便可望能隨著斷食而降低。例如，在強化膳食管理計畫（IDM）中，如果你正在服用藥物，斷食期間的目標血糖值為 8.0 ～ 10.0 mmol / L。這個範圍高於非斷食期間的標準。輕度升高的血糖濃度在短期內不會造成傷害，而

這個更高的範圍創造安全界線以防止更危險的低血糖反應。我認為這是一個可以接受的權衡之策。長期目標是成功減少，進而停止所有藥物，並且仍然能夠維持正常的血糖值。

如果你不確定是否要服用藥物，建議你在斷食期間服用少量藥物。當血糖升得太高，可以適時透過藥物來補救。但若服藥過量並引發低血糖症，就必須吃一些糖來彌補。如此將會終止斷食，並讓糖尿病的扭轉適得其反。因此，我要再強調一次，請向你的主治醫師諮詢指導。

斷食期間，通常可以照常服用與糖尿病無關的藥物，但必須先與醫生討論。不過某些藥物最好與食物一起服用以避免副作用。當空腹服用時，二甲雙胍和鐵質補給品經常引起腹瀉和胃不適。鎂補充劑會導致腹瀉；阿司匹林則可能引起胃痛和胃潰瘍。許多阿司匹林製劑外層有膜衣包覆，藉以防止這種副作用，但仍可能發生。

選擇斷食方案

沒有任何一個斷食方案是絕對正確的，關鍵在於選擇最適合你的那一種。有些人實行長期斷食的效果很好，而有些人在更短、更頻繁的斷食中會有更好的效果。你可能需要嘗試一些不同的禁食方案，以找到最適合你的那種方案。

在我的強化膳食管理計畫中，我們通常會讓第 2 型糖尿病患者從一個每週三次、一次 36 小時的斷食方案開始。在進食期間，我們會給予低碳水化合物與高脂肪飲食。我們一定會提供患者嚴格的醫療監控，以及密集的追蹤拜訪。他們開始實行之後，我們會根據他們的反應調整每個患者的斷食時間表。

有些人會進行典型的水斷食（只喝水），有些人則進行調整脂肪式斷食（modified-fat fast），還有人進行清湯式斷食（bone broth fast）。**保持水分並監測自己的健康狀況非常重要**。如果您在任何時候感到不適，就應該停下來尋求專業意見。**不管你選擇什麼方案，都要監控體重、腰圍、藥物和血糖**。如果一切都朝著正確的方向前進，就繼續下去吧。如果你的斷食成效有所停滯或變得更糟，就必須更改飲食方案。請和你的主治醫師諮詢。

　　每個人對於斷食的反應各不相同。有些患有長期糖尿病的患者在幾週內完全逆轉，也有些人即使進行積極的斷食，改善的狀況還是很緩慢。結果不如預期並不一定意味著你做錯了，也不一定表示斷食對你無用，很可能你只是尚未找到適合你的最佳方案。

　　加強斷食的持續時間或頻率可能會提高獲得成效的機會。你可以更頻繁地進行更短的斷食或是延長斷食的時間。通常定期進行更長時間的斷食是有用的，例如每三到六個月。或者再強化你的斷食方案，比如把清湯式斷食改為水斷食。

　　如果你覺得斷食難以實行，注意飲食，並試著進一步降低膳食性碳水化合物的攝取也是一個好方法。

當你開始斷食的時候會發生什麼事：大量排毒

　　調整飲食到斷食的階段可能需要一點時間。過程中出現空腹胃痛或頭痛，甚至出現肌肉抽筋或皮膚過敏其實並不罕見。這些副作用往往是身體排出有毒糖分的指標。他們通常會在幾週內減緩並消失，但一定要先和你的醫生討論。**身體正在擺脫多餘糖分的另一跡象則是黎明現象（dawn phenomenon）**。

在斷食結束後可望獲得什麼：黎明現象

　　在斷食結束後，尤其是早上時，有些人會出現高血糖現象。這是 30 年前首度被提出的一種名為「黎明現象」（DP）或「黎明效

應」（dawn effect）的現象。**黎明現象由生理時鐘產生。**在醒來之前（大約凌晨四點），人體會分泌更多的腎上腺素、生長激素、升糖素（glucagon）和皮質醇（cortisol），為即將到來的一天做好準備。腎上腺素提供身體能量。生長激素有助於修復和合成新的蛋白質。升糖素有助於將葡萄糖從儲存地轉移到血液中，準備好作為能量使用。壓力荷爾蒙「皮質醇」讓我們為身體活動做好準備。畢竟沒有任何時候比深度睡眠還能讓我們放鬆。這種正常的晝夜性的荷爾蒙激增告訴肝臟該開始推出一些葡萄糖，藉以激活身體功能。這可說是一個很好的激勵方法。

這些荷爾蒙會呈現脈搏式的分泌方式，在清晨時達到高峰，然後在白天降至低水平。對不需要人為控管血糖的非糖尿病者來說，黎明現象的發生是正常的，但多數人都會因為升高幅度極小而無察覺。

然而，大約 75％的第 2 型糖尿病患者在一大早血糖值就會達到明顯的高峰。不管患者是否接受胰島素治療，其嚴重程度都不盡相同，這並不能歸咎於膨脹的脂肪肝想要拼命縮小自己所致。一旦得到信號，糖就會從肝臟排出並進入血液。就像過度膨脹的氣球一樣，肝臟會釋放大量的糖分來減輕這種有毒的糖分負擔。想像一下當你喝了太多的水，但附近沒有廁所。等到終於可以小便的時候，其排尿量有如強力水柱一般又多、又快。這就是黎明現象。

相同的現象也會存在於延長的斷食期間，其會引發等同於短期隔夜斷食的荷爾蒙變化。胰島素會下降，所以肝臟釋放一些儲存的糖分和脂肪，這是很自然的事情。在第 2 型糖尿病患者中，脂肪肝內的糖被太快排出，並且像不速之客一樣出現在血液中。即使你一段時間沒有進食，身體仍然會釋放儲存的糖分。

這是壞事嗎？一點也不。我們只是把糖從儲存在我們看不見的肝臟裡轉移到顯而易見的血液裡。黎明現象，或斷食期間的血糖升高，

並不意味著你做錯了什麼。這是正常現象，這只是意味著你需要做更多的工作來消除體內所有的糖分。

如果你在空腹時血糖升高，請問葡萄糖是從哪裡來的？唯一的可能是它來自你自己的身體。你只是把一些儲存的食物能量從體內轉移到血液中供你使用。

🔑 邁向治癒：預防、治療、根除

想像一個肥胖、第 2 型糖尿病與代謝症候群都不存在的世界。如此一來就不再有任何糖尿病腎臟病、糖尿病眼疾、糖尿病神經損傷和糖尿病足部潰瘍。心臟病、中風和癌症也會變得罕見。我們不再需要任何糖尿病藥物。我們真的可以有這樣的期待嗎？是的，我們可以。

隨著對第 2 型糖尿病及其有效治療的深入了解，我們勢必可以根除這種疾病。我們可以完全自然地、無償地逆轉第 2 型糖尿病，而且完全不需要手術。重要的是，我們現在就能阻止它。

中國黑龍江省北部城市大慶是中國最具生產力的油田和最富有的城市之一，因而獲得全國的重視。但是，隨著開發重點轉向清潔能源，大慶卻因為另一個截然不同的原因而聞名全球：第 2 型糖尿病的預防。

1986 年，世界衛生組織發起「中國大慶的糖尿病預防成果研究」（China Da Qing Diabetes Prevention Outcomes Study），[17] 這是一項針對 577 名患有前期糖尿病的中國成年人所進行的隨機對照試驗。試驗中的主要飲食干預是增加蔬菜的攝取量，並減少酒精和糖的攝取。輔導員還鼓勵他們實行生活規範，其中包括更多的體力活動。

6 年來積極的干預使糖尿病的發病率驚人地降低 43％，這一效益持續了 20 多年。第 2 型糖尿病的發病時間平均延遲了 3.6 年。心血管

病死亡率從 20％下降到 1％。劍橋大學尼可拉斯・瓦爾漢（Nicholas Wareham）教授評論說，這項研究是一個「證實生活型態干預可以降低糖尿病患者長期心血管風險的重大突破」。[18]

其他多項類似於大慶的生活型態干預研究也顯示了同樣的結果。雖然飲食干預的差異取決於研究，但大多數都會把重點放在減重。美國糖尿病預防計畫（Diabetes Prevention Program）使第 2 型糖尿病的發病率降低了 58％[19]，並且維持了 10 年。[20]印度糖尿病預防計畫使第 2 型糖尿病的發病率降低了近 30％。[21]芬蘭糖尿病預防研究則降低了 58％。[22]日本在一項試驗中降低了 67％的糖尿病惡化率。[23]

所有這些成功的試驗都有一個極其重要的共通點。他們都使用生活型態干預治療，而不是藥物。所以第 2 型糖尿病不僅是一種可治癒的疾病，而且是一種可以預防的疾病。

自然地逆轉與預防第 2 型糖尿病：一個嶄新的世界

肥胖、脂肪肝、代謝症候群和第 2 型糖尿病在 21 世紀的現在，相當於 14 世紀造成亞洲、歐洲和非洲估計五千萬人喪生的黑死病。儘管在電腦技術、基因工程和分子生物學方面有所進步，但這個問題卻愈來愈嚴重，現在已經席捲整個世界，跨越了所有的基因界限了。現在是時候停止假裝第 2 型糖尿病是一種慢性惡化的疾病，是時候該停止錯誤的治療了。第 2 型糖尿病顯然是一種飲食與生活型態方面的疾病，任何其他的說法都只是在自我欺騙。

膳食性疾病需要的是飲食性治療。而且由於體重增加顯然在第 2 型糖尿病的發展中發揮重要的作用，所以減重同樣也能在其逆轉過程扮演關鍵的角色。我們知道減肥手術、極低碳水化合物飲食和斷食是第 2 型糖尿病廣為人知的治療方法，並且已證實可以治癒糖尿病。我

們也知道，胰島素、口服降糖藥和低脂飲食可以降低血糖，但對於治療第 2 型糖尿病並沒有任何效果。

圖表 15.4. 膳食性疾病；飲食性治療

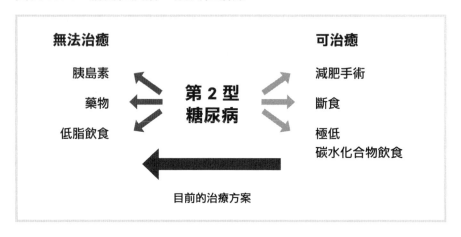

可治癒的治療方案都顯示出一個共同的特點。它們都能降低胰島素濃度。由於第 2 型糖尿病是一種因高胰島素血症所致的疾病，因此這些治療是有益的。那麼所有無法治癒第 2 型糖尿病的治療方案又有什麼共同點？它們都提高胰島素濃度。事實上，隨著時間的推移，使用這些治療方法會惡化糖尿病。

再說一次，讓我們列出兩個不容置疑的事實：
事實＃1：第 2 型糖尿病是一種可逆的疾病。
事實＃2：幾乎所有接受常規治療的患者都會惡化。

不幸的是，結論只有一個：世界上幾乎所有醫生建議的常規治療方法都是錯誤的。但這也算是個好消息！為什麼？因為這意味著我們可以改變糖尿病的自然發展流程。這意味著一個無糖尿病世界的大門

正要被開啟。

　　根據我們學到的知識，我們不只能預防和治療第 2 型糖尿病，還包括整個代謝症候群。這些知識並非最新或最偉大的發明，而是實際被嘗試過並且被證實有效的。這是人類已知最古老的生活型態干預：低碳水化合物與高脂肪飲食和間歇性斷食。糖尿病的解決方案正在向我們招手，我們只需要鼓起勇氣踏出這道門檻。現在就開始一段健康、沒有肥胖和第 2 型糖尿病的旅程吧。

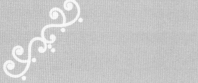

阿爾貝托
（ALBERTO）

　　70 歲的阿爾貝托患有第 2 型糖尿病已經 17 年了，而且近十年來服用的胰島素劑量愈來愈高。他的 A1C 數值為 7.7%，每天都需要注射 160 單位的胰島素，以及服用西格列汀（sitagliptin）。阿爾貝托也具有慢性腎臟病、高血壓和睡眠呼吸中止症（sleep apnea）的病史。

　　當他加入強化膳食管理計畫時，阿爾貝托開始採用低碳水化合物的健康飲食，並且每週進行 5 天、24 ～ 42 小時的斷食方案。1 個月內，他完全停用了所有的藥物，包括胰島素；他的血糖值比過去還要好，A1C 數值為 7.3%。只花了 3 個月的時間，阿爾貝托已經瘦了約 11 公斤，並且逐漸恢復健康。

拉娜

（LANA）

　　拉娜在被診斷出罹患第 2 型糖尿病時只有 18 歲。她服用降血糖藥物至今已經 13 年。在她 31 歲懷孕之際開始服用胰島素，甚至在生產過後，她的 A1C 數值還有 7.2%。她的醫生除了讓他服用二甲雙胍之外，也持續給予她一天 82 單位的胰島素。

　　當拉娜加入強化膳食管理計畫後，她開始進行 7 天斷食。當斷食結束後，她的血糖已經恢復正常，並且可以停用所有藥物；但在那之後她還沒有完全痊癒。接著，她決定進行每週 2 到 3 次，一次 42 小時的斷食。在加入計畫的一年後，拉娜已經瘦下約 25 公斤，腰圍也減了 33 公分，她的 A1C 數值已經下降到 6.1%。

後記

　　儘管這本書的書名與對於第 2 型糖尿病的深入探討會讓你覺得這是一本糖尿病專著，但我其實並不認為這本書是要談論糖尿病的。「什麼？」我聽到你的抗議了。「這本書幾乎每一個字都在討論糖尿病！」不，我的朋友，這本書談論的其實是「希望」。

　　我希望我們可以在一個世代之內根除第 2 型糖尿病。我希望我們能夠消除所有與代謝症候群有關的疾病。我希望我們能夠收回與其相關的一切消耗，包括荷包裡的錢和那些人們承受的苦難。我希望我們能夠憑藉我們學到的知識作為武器，並在沒有藥物和手術的情況下完成這些目標。

🔑 要怎麼開始：我的希望之旅

　　從某種意義上說，這本書與我自己的旅程很相似。19 歲那年，我進入多倫多大學醫學院就讀。當我完成醫學院的學習後，便理所當然地接受內科的常規培訓，然後在洛杉磯的錫安山醫學中心（Cedars-Sinai Medical Center）花了兩年的時間完成腎臟疾病的專業培訓（腎臟病學）。自 2001 年以來，我在多倫多實習臨床腎臟病學，這意味著我現在已經花了人生大半時間在醫學研究上。在我的整個教育過程中，我幾乎沒有接受過營養方面的培訓，當然也沒有將其視為我的專業領域。

　　作為一位腎臟專科醫生，我知道第 2 型糖尿病是目前腎臟疾病的

最大原因。我已經看過許多患有輕度疾病的患者，並且依照我和其他無數醫生所受的教育去治療他們。我開了藥，保持患者的血糖降低。如果沒有用，我會開處胰島素。再不行的話，我會增加劑量。每個醫學院、醫學協會和教授依舊如此教導：嚴格的血糖控制是管理第 2 型糖尿病的關鍵。

在這十多年來我治療過數千位患者，但也漸漸意識到，這些糖尿病藥物沒有一種能真正改善患者的健康。當然，醫學院說這些藥物可以改善患者的健康狀況，但卻始終看不到任何好處。無論這些患者是否服用藥物，他們的疾病仍然會愈來愈嚴重，腎臟衰竭了、心臟病病發了、中風了、失明了、需要截肢了。

一旦腎臟衰竭，我就會要求他們洗腎。我看過無數患者因糖尿病引發足部感染、潰瘍、心臟病和中風。就算他們的病情仍有統計學上的差異，但我所開處的藥物也沒有產生真正的臨床差異。我懷疑我們會認為這些藥物能有所作用，只是因為學校告訴我們它會有所作用。

2008 年，臨床試驗證據總算與真實醫療經驗相互契合。當年，具有指標意義的隨機性 ACCORD 和 ADVANCE 研究結果已經發布，緊隨其後的是 ORIGIN 和 VADT 研究。研究結果與我治療病人的經驗完全相同，也證明藥物治療對第 2 型糖尿病是沒有用的。

像我一樣的醫生一直以來肯定會開許多藥物給患者，但這些藥物並無法讓患者免於心臟病、中風、死亡、眼疾或腎臟疾病。如果非要說，胰島素似乎會讓病情惡化，而非改善。現在這一點也已經被證實了。然而，上述這種治療第 2 型糖尿病的核心原則（全世界的醫學院都遵循於此）根本尚未被證實有效。

第 2 型糖尿病的整體治療標準需要有所改變，我們必須整合這個來之不易的新知識，以獲得更新、更完整的理解。然而接下來發生的事情完全可以預見。醫學界並沒有開發新的胰島素阻抗治療標準，以

獲取更有效的治療方法，而是堅持陳舊、失敗的治療標準，只因為忽略棘手的事實比面對它更容易。所以醫生會繼續給予相同的藥物、相同的治療方法，並獲得相同的負面結果。同樣的舊思想必定獲得同樣的下場。這實在太瘋狂了。正如阿爾伯特‧愛因斯坦所說的，患者會繼續生病，然後死亡。

突破既有的治療標準並非易事。我們非常想要治療高血糖，以致於讓我們忘了怎麼治療糖尿病。如果減重是逆轉糖尿病的關鍵，那麼導致體重增加的藥物（例如胰島素）怎麼會有效呢？我們並沒有認真在尋找原因。現實是很棘手的，所以醫生和研究人員很容易活在一個虛假的世界，虛假地以為這些藥物是治療糖尿病的正確方法。

♂ 肥胖的新治療標準

當糖尿病研究人員可能不再尋求替代方案時，肥胖症的醫學領域正在形成新的治療標準。他們發表有關低碳水化合物飲食的有效性和危險性的有趣研究。在 1990 年代後期，低碳水化合物的阿特金斯飲食（Atkins diet）獲得熱烈的歡迎。像我這樣的健康專業人士和其他大多數醫生對此感到非常震驚，他們認為這些高脂肪的阿特金斯飲食會導致心臟病。而在 21 世紀初則發起一系列的試驗來證明這一點。

接著，一件有趣的事情發生了，或者說沒有發生（任何不好的事情）。那些預測高脂飲食會導致高膽固醇濃度並阻塞動脈的論點是錯誤的。事實上情況正好相反。患者不僅體重減輕，他們整體的代謝狀況也有所改善，包括他們的膽固醇濃度。試驗後的檢驗表明，這些低碳水化合物與高脂肪飲食是安全有效的。幾年後，2006 年一個有史以來規模最大的隨機飲食試驗「婦女健康倡導計畫」（Women's Health Initiative，WHI）證明低脂飲食無法預防心臟病、中風或癌

症。更糟糕的是，卡路里限制也不會減輕體重或減少第 2 型糖尿病的發生。現代營養建議的整體框架完全被摧毀。

肥胖症的整體治療標準需要改變，然而再一次地，全世界的醫生仍繼續若無其事地執業。醫生們仍死命賴著那老舊且失敗的治療標準不放。他們繼續宣傳低脂飲食；繼續建議人們「少吃多運動」，但結果還是一樣糟糕，病人仍會繼續肥胖、生病。同樣的舊思想必定獲得同樣的下場。是的，這實在太瘋狂了。

我對這兩個食古不化的悖論並不滿意，所以決定從零開始尋找答案。我沒有假設什麼會導致肥胖或第 2 型糖尿病。這是最重要的一步。擺脫所有既有的假設，突然間，我看見隱藏於眼皮之下的某些事實開始浮顯而出。

🔑 我的尋找解答之旅：永遠從「為什麼」開始

因果關係的問題總能引起我的興趣。我喜歡了解疾病的機制，用「為什麼」來開始尋找答案。肥胖症也不例外。我想知道「為什麼人們會變胖？」這個問題至關重要，因為不理解人們如何變胖，我便不會明白如何有效治療這種疾病。

我從沒真正思考過如此重要的問題，事實上也沒有人真的想過。我們都以為自己已經知道答案。如果「太多的卡路里導致肥胖」是真的，那麼減少卡路里應該就能使體重減輕，除非這麼做其實是無效的。卡路里限制飲食的失敗機率高得嚇人。我尋找根本原因的過程最終使我認識到，胰島素的荷爾蒙失衡才是肥胖的主要關鍵。我在第一本書《肥胖大解密》中詳細介紹了這個過程。

然而，這個答案只讓我走向另一個悖論。如果過多的胰島素會導致肥胖，那為什麼作為醫生的我會讓過胖的第 2 型糖尿病患者服用胰

島素呢？這只會讓病情惡化。**胰島素是一個問題，而非答案。**

有趣的是，我的患者早就懂這個道理了。他們說：「醫生，你總要我減肥，但現在你卻給我吃胰島素，這已經讓我胖了約 23 公斤了。這樣對嗎？」答案是「當然不對，而且還很荒謬。」

我的下一個問題是「為什麼會出現第 2 型糖尿病？」再一次地，我還是從「為什麼」開始尋找答案。大家都同意上升的胰島素阻抗會導致高血糖，而這也是第 2 型糖尿病的指標。然而，是什麼導致了胰島素阻抗的升高？這是我急切需要找到解答的真正問題。

關鍵就來自於對肥胖的理解。過多的胰島素會導致肥胖，因此過多的胰島素也會導致胰島素阻抗和第 2 型糖尿病，這是合乎邏輯的。肥胖症和第 2 型糖尿病是同一種疾病的不同表現形式，兩者在某種程度上有所關聯，這也能解釋這兩種疾病之間的密切關係。

阿爾伯特·愛因斯坦曾說過：「當你排除了一切不可能的因素之後，剩下來的東西，儘管多麼不可能，也必定是真實的。」如果問題在於過多的胰島素，那麼答案本身就再簡單不過了——降低胰島素。但是，要怎麼做呢？當時沒有藥物能有效地做到這一點。因此，解決方法還是要回到基礎。**作為一種膳食性疾病，它需要一種飲食性的解決方案，而非一種藥物。**由於精製碳水化合物最容易刺激胰島素，而膳食性脂肪的影響則是最小的，明顯的解決辦法就是吃低碳水化合物與高脂肪的飲食。

🔑 強化膳食管理：請大家告訴大家

2011 年，我在安大略省的斯卡伯勒（Scarborough）與長期關注此問題的醫學研究者梅根·拉莫斯（Megan Ramos）一起創立了強化膳食管理計畫（Intensive Dietary Management program，IDMP）。我

們一起輔導許多第 2 型糖尿病患者如何遵循低碳水化合物與高脂肪飲食。我相信並希望他們的健康能夠有所改善。

結果簡直是一場災難。沒有人成功減重，沒有人變得更好。檢視我對患者的飲食日記後發現：他們持續在吃大量的麵包、麵條和米飯。他們誤以為這些食物也是低碳水化合物飲食的一部分。他們大部分時間都在遵循低脂飲食，這種新的飲食方式對他們來說完全是陌生的，他們不知道該吃什麼。我需要找到一個更簡單的解決方案。

某天，一位朋友告訴我關於她的「淨化」故事，這立刻讓我眼睛為之一亮。如同大多數人一樣，我的直覺反應是斷食永遠不會奏效。但是斷食，說實在的，做錯了什麼？這足夠引發我的興趣並讓我開始調查醫學文獻，其中大部分已有幾十年的歷史。當我愈深入了解生理學，就愈能發現斷食沒道理不能作為治療方法。畢竟，這是最古老也是最簡單的解決方案。我開始透過飲食和斷食方案來指導患者。這一次結果完全不同。

某些成功的案例簡直令人難以置信。服用高劑量胰島素數十年的患者在短短一週內停用了所有藥物。我的患者有明顯的體重下降，而且是持續性的減重效果。有趣的是，許多患者說遵循這個計畫比他們預期的還要容易得多。他們原以為飢餓的程度會大得難以想像，但事實恰好相反。當他們持續斷食時，他們的飢餓和渴望通常會煙消雲散。有人認為他們的胃縮小了。他們原以為斷食會讓自己變得虛弱，無法集中精神，但事實恰好相反。那些過去幾乎沒有力氣走進門的女性，現在卻可以小跑步跑進來。他們的丈夫說，自己都跟不上她們了。

當這些成功的案例愈來愈多時，我開始向多倫多附近的患者和醫生舉辦講習。我在 YouTube1 發表了 6 部「肥胖的病因」（The Aetiology of Obesity）系列講座，並建立部落格「強化膳食管理」（Intensive Dietary Management）[2]，與大眾分享我的發現。某天晚

上，我為一群專科醫生進行關於肥胖的講座。在第一個小時的講座之後，他們對新的治療標準非常感興趣，所以我進行第二個講座。其中一位醫生後來聯繫了「灰石出版」（Greystone Books）的羅伯·桑德斯（Rob Sanders），他要我寫一本關於肥胖和第 2 型糖尿病的書。羅伯從一開始就非常支持，對此我感激不盡。

單單要把所有東西塞進一本書實在不簡單。為了修正肥胖和第 2 型糖尿病的錯誤觀念，並奠定治療的基礎，掐指一算這本書恐怕會有 800 頁。最好的解決辦法是把這些東西分成兩本書。於 2016 年出版的《肥胖大解密》為深入理解第 2 型糖尿病的本書奠定了基礎。這兩本書能讓讀者自然地逆轉肥胖症和第 2 型糖尿病。

每一天，我都會看到正在逆轉第 2 型糖尿病的患者、正在減肥並變得更健康的患者。這就是我成為醫生的原因！我想幫助人們恢復健康，我想帶給人們希望，讓他們確實能夠自然地擊敗肥胖症和第 2 型糖尿病。這是最好的結果，因為患者自己也不想生病或吃藥。這是一個雙贏的局面。

🔑 對未來的期許

目前，第 2 型糖尿病是導致眼盲、腎臟衰竭、截肢、心臟病、中風和癌症的主要因素，但這並不一定是我們的未來。《肥胖大解密》和這本《糖尿病救星：糖尿病大解密》二作都能提供逆轉第 2 型糖尿病的知識。這不會是結束，而是一個開始。一個新希望的崛起，我們將迎來新的曙光。

附錄

兩份一週膳食計畫範本

　　我的同事梅根・拉莫斯（Megan Ramos）在「強化膳食管理計畫」（www.IDMprogram.com）中所設計的每一個膳食計畫中都包含三個 30 至 36 小時的斷食，並在一週中的三個間隔天進行。在斷食期間，你不能吃任何食物，但可以飲用斷食飲料，如水、綠茶、草本茶和咖啡。

　　在【範例 1】中，如果你在星期日晚餐後（7：30 p.m.）開始 36 小時的斷食，你到星期二早餐之前（7：30 a.m.）都不能再進食了。換言之，在斷食期間，三餐和任何點心都不能吃。在非斷食期間，你可以正常吃三餐和點心。

　　在【範例 2】中，如果你在星期日中餐後（12：30 p.m.）開始 30 小時的斷食，直到星期一晚餐之前（6：30 p.m.）都不能再進食了。再說一次，在斷食期間，你不能吃任何食物，但你可以喝大量的斷食飲料來補充水分。這個時間表包含較短的斷食期，其好處為每天至少能吃到一頓飯。如果您正在使用必須與食物一起服用的藥物，這個時間表可能更適合你的。

　　以下所列的兩種三餐計畫提供 30 至 36 小時的斷食方案範例，並搭配低碳水化合物與健康脂肪飲食。記得在開始任何新治療方案之前先諮詢你的醫生。氣泡水、蒸餾水、綠茶或草藥茶都是搭配這些膳食計畫的極佳飲品。

【範例 1】：
36 小時斷食三餐計畫

三餐	星期日	星期一	星期二
早餐	培根菜肉餡煎蛋餅	斷食	西式香腸歐姆蛋
午餐	芝麻菜佐義大利燻火腿沙拉	斷食	洋芹雞腿裹培根
晚餐	豬皮裹杏仁粉油炸雞柳條	斷食	炒牛肉

【範例 2】：
30 小時斷食三餐計畫

三餐	星期日	星期一	星期二
早餐	煙燻鮭魚炒蛋佐酪梨	斷食	水煮蛋、花椰菜薯餅和蘆筍
午餐	檸檬奶油胡椒雞翅佐芹菜、胡蘿蔔	斷食	酥炸豬皮雞肉包佐青豆
晚餐	斷食	烤鮭魚佐蔬菜沙拉	斷食

星期三	星期四	星期五	星期六
斷食	培根炒蛋和酪梨	斷食	奶油 + 莓果的椰子粉煎餅
斷食	甜椒包雞肉	斷食	松子 + 梨子 + 芝麻菜沙拉
斷食	烤蝦串	斷食	杏仁粉製麵包夾豬肉片

星期三	星期四	星期五	星期六
斷食	蘑菇歐姆蛋	斷食	奇亞籽布丁
斷食	牛排法士達（譯註：Steak Fajitas，指在熱騰騰的鐵板上放有洋蔥、甜椒、青椒和一整塊嫩烤牛排）	斷食	蕃茄、小黃瓜和酪梨沙拉
酪梨醬炒蔬菜櫛瓜麵	斷食	薑汁雞肉包萵苣與青江菜	斷食

注釋

前言　如何治療與預防第 2 型糖尿病

1. For the rest of the foreword, diabetes will refer exclusively to type 2 diabetes.

2. Phinney S, Volek J. The art and science of low carbohydrate living: an expert guide to making the life-saving benefits of carbohydrate restriction sustainable and enjoyable. Miami: Beyond Obesity LLC, 2011; Bernstein R, Diabetes type II: Living a long, healthy life through blood sugar normalization, 1st ed. New Jersey: Prentice Hall Trade, 1990, plus subsequent publications.

3. Remote care promotes low carbohydrate diet adherence and glycemic control allowing medication reduction in type 2 diabetes—abstract. Virta Health blog.
   2017 Jun 14. Available from: http://blog.virtahealth.com/remote-care-promoteslow-carbohydrate-diet-adherence-and-glycemic-control-allowing-medicationreduction-in-type-2-diabetes-abstract/. Accessed 2017 Jun 20. Six months results are published here: McKenzie L et al. A novel intervention including individualized nutritional recommendations reduces hemoglobin A1C level, medication use, and weight in type 2 diabetes. JMIR Diabetes. 2017; 2(1): e5. doi:10.2196/diabetes.6981.

4. Hallberg S, Hamdy O. Before you spend $26,000 on weight-loss surgery, do this.
   New York Times. 2016 Sep 10. Available from: https://www.nytimes.com/2016/09/11/opinion/sunday/before-you-spend-26000-on-weight-loss-surgerydo-this.html?_r=0. Accessed on 2017 Jun 20; Advice on diabetes. New York Times.
   2016 Sep 20. Available from: https://www.nytimes.com/2016/09/21/opinion/advice-on-diabetes.html. Accessed on 2017 Jun 20.

第 1 章　第 2 型糖尿病如何變成流行疾病

1. Sanders LJ. From Thebes to Toronto and the 21st century: an incredible journey.
   Diabetes Spectrum. 2002 Jan; 15(1): 56–60.

2. Lakhtakia R. The history of diabetes mellitus. Sultan Qaboos Univ Med J. 2013 Aug;
   13(3): 368–370.

3. Karamanou M, et al. Apollinaire Bouchardat (1806–1886): founder of modern Diabetology. Hormones. 2014 Apr-Jun; 13(2): 296–300.

4. Mazur A. Why were "starvation diets" promoted for diabetes in the pre-insulin period? Nutr J. 2011; 10(1): 23. doi: 10.1186/1475-2891-10-23. Accessed 2017 Jun 6.

5. Franz, MJ. The history of diabetes nutrition therapy. Diabetes Voice. 2004 Dec; 49: 30–33.

6. Joslin EP. The treatment of diabetes mellitus. Can Med Assoc J. 1916 Aug; 6(8): 673–684.

7. Bliss M. The Discovery of Insulin. 2015 Aug 19. Historica Canada. Available from: http: // www.thecanadianencyclopedia.ca/en/article/the-discovery-of-insulin/. Accessed 2017 Jun 6.

8. Furdell EL. Fatal thirst: diabetes in Britain until insulin. Boston: Brill; 2009. p. 147.

9. Himsworth HP. Diabetes mellitus: its differentiation into insulin-sensitive and insulin-insensitive types. Lancet. 1936; 1: 127–130.

10. Joslin EP. The unknown diabetic. Postgraduate Medicine. 1948; 4(4): 302–306.

11. US Dept of Health and Human Services and US Dept of Agriculture. Executive summary. 2015–2020 Dietary guidelines for Americans. Available from: http://health.gov/ dietaryguidelines/2015/guidelines/executive-summary/. Accessed 2017 Jun 6.

12. Siri-Tarino PW, et al. Meta-analysis of prospective cohort studies evaluating the association of saturated fat with cardiovascular disease. Am J Clin Nutr. 2010; 91(3): 535–546, doi: 10.3945/ajcn.2009.27725. Accessed 2017 Jun 6.; Mente A, et al. A systematic review of the evidence supporting a causal link between dietary factors and coronary heart disease. Arch Intern Med. 2009; 169(7): 659–669.

13. Centers for Disease Control and Prevention. Prevalence of overweight, obesity, and extreme obesity among adults: United States, trends 1960–1962 through 2007–2008. 2011 Jun 6. Available from: http://www.cdc.gov/nchs/data/hestat/obesity_adult_07_08/ obesity_adult_07_08.htm. Accessed 2015 Apr 26. Used with permission.

14. World Health Organization. Global report on diabetes. 2016. Available from: http://apps. who.int/iris/bitstream/10665/204871/1/9789241565257_eng.pdf. Accessed 2017 Jun 6.

15. Pinhas-Hamiel O, Zeitler P. The global spread of type 2 diabetes mellitus in children and adolescents. J Pediatr. 2005; 146(5): 693–700. doi: 10.1016/j.jpeds.2004. 12.042. Accessed 2017 Jun 6.

16. Centers for Disease Control and Prevention. Number (in Millions) of Civilian, Non-Institutionalized Persons with Diagnosed Diabetes, United States, 1980-2014. Available from: https://www.cdc.gov/diabetes/statistics/prev/national/figpersons. htm. Accessed 2017 Jun 6. Used with permission.

17. Tabish SA. Is diabetes becoming the biggest epidemic of the twenty-first century? Int J Health Sci. 2007; 1(2): 5–8.

18. Xu Y, et al. Prevalence and control of diabetes in Chinese adults. JAMA. 2013; 310(9): 948–958.

19. International Diabetes Federation. IDF diabetes atlas, 7th edition. 2015. p. 14. Available from: www.idf.org/diabetesatlas. Accessed 2017 Jan 15.

20. Menke A, et al. Prevalence of and trends in diabetes among adults in the United States, 1988–2012. JAMA. 2015; 314(10): 1021–1029.

21. Polonsky KS. The past 200 years in diabetes. N Engl J Med 2012; 367(14): 1332–1340.

第 2 章　第 1 型和第 2 型糖尿病之間的差異

1. American Diabetes Association. Standards of medical care in diabetes—2016. Diabetes Care. 2016; 39(Suppl. 1): S13–S22.

2. Zhang X, et al. A1C level and future risk of diabetes: a systematic review. Diabetes Care. 2010; 33(7): 1665–1673.

3. Van Bell TL, et al. Type 1 diabetes: etiology, immunology, and therapeutic strategies. Phys Rev 2011; 91(1): 79–118.

4. Joslin's diabetes mellitus, 14th edition. Boston: Lippincott Williams & Wilkins; 2005. p. 399.

5. Type 1 diabetes. New York Times. 2014 July 21. Available from: http://www. nytimes.com/health/guides/disease/type-1-diabetes/complications.html. Accessed 2017 Jun 6.

6. Rosenbloom AL, et al. Type 2 diabetes in children and adolescents. Pediatr Diabetes 2009; 10(Suppl. 12): 17–32.

7. Haines L, et al. Rising incidence of type 2 diabetes in children in the U.K. Diabetes Care. 2007; 30(5): 1097–1101.

8. Grinstein G, et al. Presentation and 5-year follow-up of type 2 diabetes mellitus in African-American and Caribbean-Hispanic adolescents. Horm Res 2003; 60(3): 121–126.

9. Pinhas-Hamiel O, Zeitler P. The global spread of type 2 diabetes mellitus in children and adolescents. J Pediatr. 2005; 146(5): 693–700. doi: 10.1016/j.jpeds. 2004.12.042. Accessed 2017 Jun 6.

第 3 章　糖尿病如何破壞全身機能

1. U.S. Department of Health and Human Services. National Diabetes Fact Sheet, 2011. Available from: http://www.cdc.gov/diabetes/pubs/pdf/ndfs_2011.pdf. Accessed 2017 Jun 6.

2. Fong DS, et al. Diabetic retinopathy. Diabetes Care. 2004; 27(10): 2540–2553.

3. Keenan HA, et al. Clinical factors associated with resistance to microvascular complications in diabetic patients of extreme disease duration: the 50-year medalist study. Diabetes Care. 2007; 30(8):1995–1997.

4. National Institute of Diabetes and Digestive and Kidney Diseases. Diabetic kidney disease. 2016 Jul. Available from: http://www.niddk.nih.gov/health-information/health-topics/kidney-disease/kidney-disease-of-diabetes/Pages/facts.aspx. Accessed 2017 Jun 6.

5. National Institute of Diabetes and Digestive and Kidney Diseases. Adjusted prevalence rates of ESRD. Available from: http://www.niddk.nih.gov/healthinformation/health-statistics/Pages/kidney-disease-statistics-united-states.aspx. Accessed 2017 Jun 6. Used with permission.

6. Adler AI, et al. Development and progression of nephropathy in type 2 diabetes: The United Kingdom Prospective Diabetes Study (UKPDS 64). Kidney Int. 2003; 63(1): 225–232.

7. National Institute of Diabetes and Digestive and Kidney Diseases. Nerve damage (diabetic neuropathies). 2013 Nov. Available from: http://www.niddk.nih.gov/health-information/health-topics/Diabetes/diabetic-neuropathies-nerve-damagediabetes/Pages/diabetic-neuropathies-nerve-damage.aspx. Accessed 2017 Jun 6.

8. Fowler MJ. Microvascular and macrovascular complications of diabetes. Clin Diabetes. 2008; 26(2): 77–82.

9. Boulton AJ, et al. Diabetic neuropathies: a statement by the American Diabetes Association. Diabetes Care. 2005; 28(4): 956–962.

10. Maser RE, et al. The association between cardiovascular autonomic neuropathy and mortality in individuals with diabetes: a meta-analysis. Diabetes Care. 2003; 26(6): 1895–1901.

11. Kannel WB, et al. Diabetes and cardiovascular disease: the Framingham study. JAMA. 1979; 241(19): 2035–2038.

12. American Heart Association. Cardiovascular disease & diabetes. 2015 Aug. Available from: http://www.heart.org/HEARTORG /Conditions/More/Diabetes/WhyDiabetesMatters/Cardiovascular-Disease-Diabetes_UCM_313865_Article.jsp/#.WZYRWK3MxE4. Accessed 2017 Jun 6.

13. Gu K, et al. Diabetes and decline in heart disease mortality in U.S. adults. JAMA. 1999;

281(14): 1291–1297.

14. Beckman JA, et al. Diabetes and atherosclerosis: epidemiology, pathophysiology and management. JAMA. 2002; 287(19): 2570–2581.

15. Air EL, Kissela BM. Diabetes, the metabolic syndrome, and ischemic stroke: epidemiology and possible mechanisms. Diabetes Care. 2007; 30(12): 3131–3140.

16. Banerjee C, et al. Duration of diabetes and risk of ischemic stroke: the Northern Manhattan Study. Stroke. 2012 May; 43(5): 1212–1217.

17. American Diabetes Association. Peripheral arterial disease in people with diabetes. Diabetes Care. 2003; 26(12): 3333–3341.

18. 2016 Alzheimer's disease facts and figures. Available from: http://www.alz.org/facts/. Accessed 2017 Feb 17.

19. De la Monte SM, Wands JR. Alzheimer's disease is type 3 diabetes—evidence reviewed. J Diabetes Sci Technol. 2008 Nov; 2(6): 1101–1113.

20. Barone BB, et al. Long-term all-cause mortality in cancer patients with preexisting diabetes mellitus: a systematic review and meta-analysis. JAMA. 2008 Dec 17; 300(23): 2754–2764.

21. Rinella ME. Nonalcoholic fatty liver disease: a systematic review. JAMA. 2015 Jun 9; 313(22): 2263–2273.

22. Ludwig E. [Urinary tract infections in diabetes mellitus.] Orv Hetil. 2008 Mar 30; 149(13): 597–600.

23. Pemayun TGD, et al. Risk factors for lower extremity amputation in patients with diabetic foot ulcers: a hospital-based case–control study. Diabetic Foot & Ankle.
2015; 6(1). doi: 10.3402/dfa.v6.29629. Accessed 2017 Jun 6.

24. Kahana M, et al. Skin tags: a cutaneous marker for diabetes mellitus. Acta Derm Venereol. 1987; 67(2): 175–177.

25. Lakin M, Wood H. Erectile dysfunction. Cleveland Clinic Center for Continuing Education. 2012 Nov. Available from: http://www.clevelandclinicmeded.com/medicalpubs/ diseasemanagement/endocrinology/erectile-dysfunction/. Accessed 2017 Feb 17.

26. Sharpless JL. Polycystic ovary syndrome and the metabolic syndrome. Clinical Diabetes. 2003 Oct; 21(4): 154–161.

第4章 糖胖症和卡路里

1. Colditz GA, et al. Weight as a risk factor for clinical diabetes in women. Am J Epidemiol. 1990 Sep; 132(3): 501–513.

2. Powell A. Obesity? diabetes? we've been set up. Harvard Gazette. 2012 Mar 7.

Available from: http://news.harvard.edu/gazette/story/2012/03/the-big-setup/. Accessed 2017 Jun 6.

3. Colditz GA, et al. Weight gain as a risk factor for clinical diabetes mellitus in women. Ann Intern Med. 1995 Apr 1; 122(7): 481–486.

4. Tobias DK, et al. Body-mass index and mortality among adults with incident type 2 diabetes. N Engl J Med. 2014; 370(3): 233–244.

5. Hu FB, et al. Diet, lifestyle, and the risk of type 2 diabetes mellitus in women. N Engl J Med. 2001; 345(11): 790–797.

6. Harcombe Z, et al. Evidence from randomised controlled trials did not support the introduction of dietary fat guidelines in 1977 and 1983: a systematic review and meta-analysis. Open Heart. 2015; 2(1): e000196. doi: 10.1136/openhrt-2014-000196. Accessed 2017 Jun 6.

7. Wei M, et al. Waist circumference as the best predictor of noninsulin dependent diabetes mellitus (NIDDM) compared to body mass index, waist/hip ratio and other anthropometric measurements in Mexican Americans—a 7-year prospective study. Obes Res. 1997 Jan; 5(1): 16–23.

8. McSweeny L. The devil inside. The Sydney Morning Herald. 2013 Sept 15. Available from: http://www.smh.com.au/lifestyle/the-devil-inside-20130910-2thyr.html. Accessed 2017 Jun 6.

9. Wildman RP. Healthy obesity. Curr Opin Clin Nutr Metab Care. 2009; 12(4): 438–443.

10. Ruderman N, et al. The metabolically obese, normal-weight individual revisited. Diabetes. 1998; 47(5): 699–713.

11. Taylor R, Holman RR. Normal-weight individuals who develop type 2 diabetes: the personal fat threshold. Clinical Science. 2015 Apr; 128(7): 405–410.

12. Després JP. Is visceral obesity the cause of the metabolic syndrome? Ann Med. 2006; 38(1): 52–63.

13. Taylor R, Holman RR. Normal-weight individuals who develop type 2 diabetes: the personal fat threshold. Clinical Science. 2015 Apr; 128(7): 405–410. Used with permission.

14. Matos LN, et al. Correlation of anthropometric indicators for identifying insulin sensitivity and resistance. Sao Paulo Med J. 2011; 129(1): 30–35.

15. Rexrode KM, et al. Abdominal adiposity and coronary heart disease in women. JAMA. 1998; 280(21): 1843–1848.

16. Wander PL, et al. Change in visceral adiposity independently predicts a greater risk of developing type 2 diabetes over 10 years in Japanese Americans. Diabetes Care. 2013; 36(2): 289–293.

17. Fujimoto WY, et al. Body size and shape changes and the risk of diabetes in the diabetes prevention program. Diabetes. 2007 Jun; 56(6): 1680–1685.

18. Klein S, et al. Absence of an effect of liposuction on insulin action and risk factors for coronary heart disease. N Engl J Med. 2004; 350(25): 2549–2557.

19. Ashwell M, et al. Waist-to-height ratio is more predictive of years of life lost than body mass index. PLoS One. 2014; 9(9): e103483. doi: 10.1371/journal. pone.0103483. Accessed 2017 Jun 6.

20. Ashwell M, et al. Waist-to-height ratio is more predictive of years of life lost than body mass index. PLoS One. 2014; 9(9): e103483. doi: 10.1371/journal. pone.0103483. Accessed 2017 Jun 6. Used with permission.

21. Bray GA, et al. Relation of central adiposity and body mass index to the development of diabetes in the Diabetes Prevention Program. Am J Clin Nutr. 2008; 87(5): 1212–1218; Fox CS, et al. Abdominal visceral and subcutaneous adipose tissue compartments: association with metabolic risk factors in the Framingham Heart Study. Circulation. 2007; 116(1): 39–48; Després JP. Intra-abdominal obesity: an untreated risk factor for type 2 diabetes and cardiovascular disease. J Endocrinol Invest. 2006; 2(3 Suppl): 77–82; Jakobsen MU, et al. Abdominal obesity and fatty liver. Epidemiol Rev. 2007; 29(1): 77–87.

22. Fabbrini E, Tamboli RA, et al. Surgical removal of omental fat does not improve insulin sensitivity and cardiovascular risk factors in obese adults. Gastroenterology. 2010; 139(2): 448–455.

23. Fabbrini E, et al. Intrahepatic fat, not visceral fat, is linked with metabolic complications of obesity. Proc Natl Acad Sci USA. 2009; 106(36): 15430–15435; Magkos F, Fabbrini E, et al. Increased whole-body adiposity without a concomitant increase in liver fat is not associated with augmented metabolic dysfunction. Obesity (Silver Spring). 2010; 18(8): 1510–1515.

24. Jakobsen MU, et al. Abdominal obesity and fatty liver. Epidemiol Rev. 2007; 29(1): 77–87.

25. Howard BV, et al. Low-fat dietary pattern and weight change over 7 years: the Women's Health Initiative Dietary Modification Trial. JAMA. 2006 Jan 4; 295(1): 39–49.

26. Fildes A, et al. Probability of an obese person attaining normal body weight: cohort study using electronic health records. Am J Public Health. 2015; 105(9): e54–e59.

第 5 章　胰島素的作用

1. Banting W. Letter on Corpulence. Available from: http://www.thefitblog.net/ebooks/ LetterOnCorpulence/LetteronCorpulence.pdf. Accessed 2017 Jun 6.

第 6 章　胰島素阻抗與溢流現象

1. Pories WJ, et al. Surgical treatment of obesity and its effect on diabetes: 10-y follow-up. Am J Clin Nutr. 1992; 55(Suppl.): 582S–585S.

2. Based on data from Pories WJ, et al. Surgical treatment of obesity and its effect on diabetes: 10-y follow-up. Am J Clin Nutr. 1992 Feb; 55(2 Suppl): 582S–585S.

3. Insulinoma symptoms. Insulinoma Support Network. Available from: https://insulinoma.co.uk/insulinoma-symptoms. Accessed 2017 Jun 6.

4. Tarchouli M, et al. Long-standing insulinoma: two case reports and review of the literature. BMC Res Notes. 2015; 8: 444.

5. Ghosh S, et al. Clearance of acanthosis nigricans associated with insulinoma following surgical resection. QJM. 2008 Nov; 101(11): 899–900. doi: 10.1093/qjmed/hcn098. [Epub 2008 Jul 31.] Accessed 2017 Jun 6.

6. Rizza RA. Production of insulin resistance by hyperinsulinemia in man. Diabetologia. 1985; 28(2): 70–75.

7. Del Prato S. Effect of sustained physiologic hyperinsulinemia and hyperglycemia on insulin secretion and insulin sensitivity in man. Diabetologia. 1994 Oct; 37(10): 1025–1035.

8. Henry RR. Intensive conventional insulin therapy for type II diabetes. Diabetes Care. 1993; 16(1): 23–31.

9. Corkey BE, Banting lecture 2011: hyperinsulinemia: cause or consequence? Diabetes. 2012 Jan; 61(1): 4–13.

第 7 章　糖尿病是一種雙重缺陷的疾病

1. Based on data from Tabák AG, et al. Trajectories of glycaemia, insulin sensitivity, and insulin secretion before diagnosis of type 2 diabetes: an analysis from the Whitehall II study. Lancet. 2009 Jun 27; 373(2682): 2215–2221.

2. Tabák AG, et al. Trajectories of glycaemia, insulin sensitivity, and insulin secretion before diagnosis of type 2 diabetes: an analysis from the Whitehall II study. Lancet. 2009 Jun 27; 373(2682): 2215–2221.

3. Weiss R, Taksali SE, et al. Predictors of changes in glucose tolerance status in obese youth. Diabetes Care. 2005; 28(4): 902–909.

4. Taksali SE, et al. High visceral and low abdominal subcutaneous fat stores in the obese adolescent: a determinant of an adverse metabolic phenotype. Diabetes. 2008; 57(2): 367–371.

5. Bawden S, et al. Increased liver fat and glycogen stores following high compared with low glycaemic index food: a randomized crossover study. Diabetes Obes Metab. 2017 Jan; 19(1): 70–77. doi: 10.1111/dom.12784. [Epub 2016 Sep 4]. Accessed 2017 Jun 6.

6. Suzuki A, et al. Chronological development of elevated aminotransferases in a non-alcoholic population. Hepatology. 2005; 41(1): 64–71.

7. Zelman S. The liver in obesity. AMA Arch Intern Med. 1952; 90(2): 141–156.

8. Ludwig J, et al. Nonalcoholic steatohepatitis: Mayo Clinic experiences with a hitherto unnamed disease. Mayo Clin Proc. 1980 Jul; 55(7): 434–438.

9. Leite NC, et al. Prevalence and associated factors of non-alcoholic fatty liver disease in patients with type-2 diabetes mellitus. Liver Int. 2009 Jan; 29(1): 113–119.

10. Seppala-Lindroos A, et al. Fat accumulation in the liver is associated with defects in insulin suppression of glucose production and serum free fatty acids independent of obesity in normal men. J Clin Endocrinol Metab. 2002 Jul; 87(7): 3023–3028.

11. Silverman JF, et al. Liver pathology in morbidly obese patients with and without diabetes. Am J Gastroenterol. 1990; 85(10): 1349–1355.

12. Fraser A, et al. Prevalence of elevated alanine-aminotransferase (ALT) among US adolescents and associated factors: NHANES 1999–2004. Gastroenterology. 2007; 133(6): 1814–1820.

13. Fabbrini E, et al. Intrahepatic fat, not visceral fat, is linked with metabolic complications of obesity. Proc Natl Acad Sci USA 2009; 106(36): 15430–15435; D'Adamo E, Caprio S. Type 2 diabetes in youth: epidemiology and pathophysiology. Diabetes Care. 2011; 34(Suppl 2): S161–S165.

14. Burgert TS, et al. Alanine aminotransferase levels and fatty liver in childhood obesity: associations with insulin resistance, adiponectin, and visceral fat. J Clin Endocrinol Metab. 2006; 91(11): 4287–4294.

15. Younossi AM, et al. Systematic review with meta-analysis: non-alcoholic steatohepatitis. Aliment Pharmacol Ther. 2014; 39(1): 3–14.

16. Angulo P. Nonalcoholic fatty liver disease. N Engl J Med. 2002; 346(16): 1221–1231.

17. Based on data from D'Adamo E, Caprio S. Type 2 diabetes in youth: epidemiology and pathophysiology. Diabetes Care. 2011 May; 34(Suppl 2): S161-S165.

18. Ryysy L, et al. Hepatic fat content and insulin action on free fatty acids and glucose metabolism rather than insulin absorption are associated with insulin requirements during insulin therapy in type 2 diabetic patients. Diabetes. 2000; 49(5): 749–758; 18.

19. Sevastianova K, et al. Effect of short-term carbohydrate overfeeding and longterm weight loss on liver fat in overweight humans. Am J Clin Nutr. 2012; 96(4): 727–734.

20. Schwarz JM, et al. Short-term alterations in carbohydrate energy intake in humans.

Striking effects on hepatic glucose production, de novo lipogenesis, lipolysis, and whole-body fuel selection. J Clin Invest. 1995; 96(6): 2735–2743; Softic S, et al. Role of dietary fructose and hepatic de novo lipogenesis in fatty liver disease. Dig Dis Sci. 2016 May; 61(5): 1282–1293.

21. Chong MF, et al. Mechanisms for the acute effect of fructose on postprandial lipemia. Am J Clin Nutr. 2007; 85(6): 1511–1520.

22. Perseghin G. Reduced intrahepatic fat content is associated with increased wholebody lipid oxidation in patients with type 1 diabetes. Diabetologia. 2005; 48(12): 2615–2621.

23. Fabbrini E, et al. Intrahepatic fat, not visceral fat, is linked with metabolic complications of obesity. Proc Natl Acad Sci USA 2009; 106(36): 15430–15435.

24. Weiss R, Dufour S, et al. Pre-diabetes in obese youth: a syndrome of impaired glucose tolerance, severe insulin resistance, and altered myocellular and abdominal fat partitioning. Lancet. 2003; 362(9388): 951–957.

25. Kelley DE, et al. Skeletal muscle fatty acid metabolism in association with insulin resistance, obesity and weight loss. Am. J. Physiol Endocrinol Metab. 1999; 277(6 Pt 1): E1130–E1141.

26. Hue L, Taegtmeyer H. The Randle cycle revisited: a new head for an old hat. Am J Physiol Endocrinol Metab. 2009 Sep; 297(3): E578–E591.

27. Defronzo RA. Banting Lecture. From the triumvirate to the ominous octet: a new paradigm for the treatment of type 2 diabetes mellitus. Diabetes. 2009; 58(4): 773–795.

28. Taylor R. Type 2 diabetes: etiology and reversibility. Diabetes Care. 2013; 36(4): 1047–1055.

29. Mathur A, et al. Nonalcoholic fatty pancreas disease. HPB. 2007; 9(4): 312–318; Lee JS, et al. Clinical implications of fatty pancreas: Correlations between fatty pancreas and metabolic syndrome. World J Gastroenterol. 2009; 15(15): 1869–1875.

30. Ou HY, et al. The association between nonalcoholic fatty pancreas disease and diabetes. PLoS One. 2013; 8(5): e62561.

31. Steven S, et al. Weight loss decreases excess pancreatic triacylglycerol specifically in type 2 diabetes. Diabetes Care. 2016; 39(1): 158-165.

32. Heni M, et al. Pancreatic fat is negatively associated with insulin secretion in individuals with impaired fasting glucose and/or impaired glucose tolerance: a nuclear magnetic resonance study. Diabetes Metab Res Rev. 2010 Mar; 26(3): 200–205. doi: 10.1002/dmrr.1073; Tushuizen ME, et al. Pancreatic fat content and beta-cell function in men with and without type 2 diabetes. Diabetes Care. 2007; 30(11): 2916–2921.

33. Klein S, et al. Absence of an effect of liposuction on insulin action and risk factors for coronary heart disease. N Engl J Med. 2004; 350(25): 2549–2557.

34. Lim EL, et al. Reversal of type 2 diabetes: normalisation of beta cell function in association with decreased pancreas and liver triacylglycerol. Diabetologia. 2011; 54(10): 2506–2514.

35. Kim JY, et al. Obesity-associated improvements in metabolic profile through expansion of adipose tissue. J. Clin. Invest. 2007; 117(9): 2621–2637.

36. Rasouli N, et al. Ectopic fat accumulation and metabolic syndrome. Diabetes Obes Metab. 2007; 9(1): 1–10.

37. Vague J. The degree of masculine differentiation of obesities: a factor determining predisposition to diabetes, atherosclerosis, gout and uric calculous disease. Am J Clin Nutr. 1956; 4(1): 20–34.

38. Cao W, et al. Excess exposure to insulin is the primary cause of insulin resistance and its associated atherosclerosis. Curr Mol Pharmacol. 2011; 4(3): 154–166.

第 8 章　　果糖與胰島素阻抗的關聯

1. Lustig, R. Sugar: the bitter truth. YouTube. Available from: https://www.youtube.com/watch?v=dBnniua6-oM. Accessed 2017 Jun 6.

2. Yudkin J. Pure, White and Deadly. London: HarperCollins; 1972.

3. Basu S, et al. The relationship of sugar to population-level diabetes prevalence: an econometric analysis of repeated cross-sectional data. PLoS One. 2013; 8(2): e57873.

4. Ridgeway, L. High fructose corn syrup linked to diabetes. USC News. 2012 Nov 28. Available from: https://news.usc.edu/44415/high-fructose-corn-syrup-linked-todiabetes/. Accessed 2017 Jun 6.

5. Bizeau ME, Pagliassotti MJ. Hepatic adaptations to sucrose and fructose. Metabolism. 2005; 54(9): 1189–1201.

6. Faeh D, et al. Effect of fructose overfeeding and fish oil administration on hepatic de novo lipogenesis and insulin sensitivity in healthy men. Diabetes. 2005; 54(7): 1907–1913.

7. Lustig RH. Fructose: metabolic, hedonic, and societal parallels with ethanol. J Am Diet Assoc. 2010; 110(9): 1307–1321.

8. Yokoyama H, et al. Effects of excessive ethanol consumption on the diagnosis of the metabolic syndrome using its clinical diagnostic criteria. Intern Med. 2007; 46(17): 1345–1352.

9. Beck-Nielsen H, et al. Impaired cellular insulin binding and insulin sensitivity induced by high-fructose feeding in normal subjects. Am J Clin Nutr. 1980 Feb; 33(2): 273–278.

10. Stanhope KL, et al. Consuming fructose-sweetened, not glucose-sweetened, beverages increases visceral adiposity and lipids and decreases insulin sensitivity in overweight/

obese humans. JCI. 2009; 119(5): 1322–1334.

11. Xu Y, et al. Prevalence and control of diabetes in Chinese adults. JAMA. 2013; 310(9): 948–959.

12. Zhou BF, et al. Nutrient intakes of middle-aged men and women in China, Japan, United Kingdom, and United States in the late 1990s: the INTERMAP study. J Hum Hypertens. (2003); 17(9): 623–630. doi: 10.1038/sj.jhh.1001605.

13. Based on data from Zhou BF, et al. Nutrient intakes of middle-aged men and women in China, Japan, United Kingdom, and United States in the late 1990s: the INTERMAP study. J Hum Hypertens. 2003 Sept; 17(9): 623–630. doi: 10.1038/sj. jhh.1001605. Accessed 2017 Jun 6.

14. Gross LS, et al. Increased consumption of refined carbohydrates and the epidemic of type 2 diabetes in the United States: an ecologic assessment. Am J Clin Nutr. 2004; 79(5): 774–779.

15. Basu S, et al. The relationship of sugar to population-level diabetes prevalence: an econometric analysis of repeated cross-sectional data. PLoS One. 2013; 8(2): e57873. doi: 10.1371/journal.pone.0057873. Accessed 2015 Apr 8.

16. Malik VS, et al. Sugar-sweetened beverages and risk of metabolic syndrome and type 2 diabetes. Diabetes Care. 2010; 33(11): 2477–2483.

17. Goran MI, et al. High fructose corn syrup and diabetes prevalence: A global perspective. Glob Pub Health. 2013; 8(1): 55–64.

18. Gross LS, et al. Increased consumption of carbohydrates and the epidemic of type 2 diabetes in the United States: an ecologic assessment. Am J Clin Nutr. 2004 May; 79(5): 774–779. Used with permission.

第9章 代謝症候群

1. Grundy SM, et al. Diagnosis and management of the metabolic syndrome: an American Heart Association/National Heart, Lung, and Blood Institute Scientific Statement. Circulation. 2005 Oct 25; 112(17): 2735–2752.

2. Ginsberg HN, MacCallum PR. The obesity, metabolic syndrome, and type 2 diabetes mellitus pandemic: Part I. increased cardiovascular disease risk and the importance of atherogenic dyslipidemia in persons with the metabolic syndrome and type 2 diabetes mellitus. Cardiometab Syndr. 2009 Spring; 4(2): 113–119.

3. Bremer AA, et al. Toward a unifying hypothesis of metabolic syndrome. Pediatrics. 2012; 129(3): 557–570.

4. Reaven GM. Banting lecture, 1988. Role of insulin resistance in human disease.

Diabetes. 1988; 37(12): 1595–1607.

5.   Ahrens EH, et al. Carbohydrate-induced and fat-induced lipemia. Trans. Assoc. Am. Phys. 1961; 74: 134–146.

6.   Reaven GM, Calciano A, et al. Carbohydrate intolerance and hyperlipemia in patients with myocardial infarction without known diabetes mellitus. J Clin Endocrinol Metab. 1963; 23: 1013–1023.

7.   Welborn TA, et al. Serum-insulin in essential hypertension and in peripheral vascular disease. Lancet. 1966; 1(7451): 1336–1337.

8.   Lucas CP, et al. Insulin and blood pressure in obesity. Hypertension. 1985; 7: 702–706.

9.   Huang PL. A comprehensive definition for metabolic syndrome. Dis Model Mech. 2009 May–Jun; 2(5–6): 231–237.

10.   Reaven GM, et al. Insulin resistance as a predictor of age-related diseases. J Clin Endocrinol Metab. 2001; 86(8): 3574–3578; DeFronzo RA, Ferrannini E. Insulin resistance. A multifaceted syndrome responsible for NIDDM, obesity, hypertension, dyslipidemia, and atherosclerotic cardiovascular disease. Diabetes Care. 1991;14 (3): 173–194.

11.   Lim JS, et al. The role of fructose in the pathogenesis of NAFLD and the metabolic syndrome. Nat Rev Gastroenterol Hepatol. 2010; 7(5): 251–264.

12.   Grundy SM, et al. Transport of very low density lipoprotein triglycerides in varying degrees of obesity and hypertriglyceridemia. J. Clin. Invest. 1979; 63: 1274–1283.

13.   Adiels M, et al. Overproduction of large VLDL particles is driven by increased liver fat content in man. Diabetologia. 2006; 49(4): 755–765.

14.   Aarsland A, et al. Contributions of de novo synthesis of fatty acids to total VLDL-triglyceride secretion during prolonged hyperglycemia/hyperinsulinemia in normal man. J Clin Invest. 1996; 98(9): 2008–2017.

15.   Hiukka A, et al. Alterations of lipids and apolipoprotein CIII in VLDL subspecies in type 2 diabetes. Diabetologia. 2005; 48(6): 1207–1215; Grundy SM, et al. Transport of very low density lipoprotein triglycerides in varying degrees of obesity and hypertriglyceridemia. J. Clin. Invest. 1979; 63: 1274–1283.

16.   Coulston AM, et al. Persistence of hypertriglyceridemic effects of low-fat, high-carbohydrate diets in NIDDM. Diabetes Care. 1989; 12(2): 94–100; Hyson DA, et al. Impact of dietary fat intake on postprandial lipemic response in postmenopausal women. FA SEB J. 1999; 13: A213.

17.   Reaven GM, et al. Role of insulin in endogenous hypertriglyceridemia. J Clin Invest. 1967; 46(11): 1756–1767; Stanhope KL, et al. Consumption of fructose and high fructose corn syrup increase postprandial triglycerides, LDL-cholesterol, and apolipoprotein-B in

young men and women. J Clin Endocrinol Metab. 2011 Oct; 96(10): E1596–E1605.

18. Nordestgaard BG, et al. Nonfasting triglycerides and risk of myocardial infarction, ischemic heart disease, and death in men and women. JAMA. 2007; 298(3): 299–308.

19. Schwarz GG, et al. Fasting triglycerides predict recurrent ischemic events in patients with acute coronary syndrome treated with statins. J Am Coll Cardiol. 2015; 65(21): 2267–2275.

20. Miller M, et al. Triglycerides and cardiovascular disease: A scientific statement from the American Heart Association. Circulation. 2011; 123(20): 2292–2333.

21. HPS2-THRIVE Collaborative Group. Effects of extended-release niacin with laropiprant in high-risk patients. N Engl J Med. 2014; 371(3): 203–212; AIM-HIGH Investigators. Niacin in patients with low HDL cholesterol levels receiving intensive statin therapy. N Engl J Med. 2012; 365(24): 2255–2267.

22. Vergeer M, et al. The HDL hypothesis: does high-density lipoprotein protect from atherosclerosis? J Lipid Res. 2010 Aug; 51(8): 2058–2073.

23. Finelli C, et al. The improvement of large high-density lipoprotein (HDL) particle levels, and presumably HDL metabolism, depend on effect of low-carbohydrate diet and weight loss. EXCL I Journal. 2016; 15: 166–176.

24. ILLUMINATE Investigators. Effects of torcetrapib in patients at high risk for coronary events. N Engl J Med. 2007; 357(21): 2109–2122.

25. Ginsberg HN, et al. Regulation of plasma triglycerides in insulin resistance and diabetes. Arch Med Res. 2005; 36(3): 232–240.

26. Goodpaster BH, et al. Obesity, regional body fat distribution, and the metabolic syndrome in older men and women. Arch Intern Med. 2005; 165(7): 777–783.

27. Barzilai N, et al. Surgical removal of visceral fat reverses hepatic insulin resistance. Diabetes. 1999; 48(1): 94–98; Gabriely I, et al. Removal of visceral fat prevents insulin resistance and glucose intolerance of aging: an adipokine-mediated process? Diabetes. 2002; 51(10): 2951–2958.

28. Klein S, et al. Absence of an effect of liposuction on insulin action and risk factors for coronary heart disease. N Engl J Med. 2004; 350(25): 2549–2557.

29. Welborn T, et al. Serum-insulin in essential hypertension and in peripheral vascular disease. Lancet. 1966; 1(7451): 1336–1337.

30. Ferrannini E, et al. Insulin resistance, hyperinsulinemia, and blood pressure. Role of age and obesity. Hypertension. 1997; 30(5): 1144–1149.

31. Park SE, et al. Impact of hyperinsulinemia on the development of hypertension in normotensive, nondiabetic adults: a 4-year follow-up study. Metabolism. 2013 Apr; 62(4): 532–538.

32. Xun P, et al. Fasting insulin concentrations and incidence of hypertension, stroke, and coronary heart disease: a meta-analysis of prospective cohort studies. Am J Clin Nutr. 2013; 98(6): 1543–1554.

33. Christlieb R, et al. Is insulin the link between hypertension and obesity? Hypertension. 1985; 7(Suppl II): II-54–II-57; Cao W, et al. Excess exposure to insulin is the primary cause of insulin resistance and its associated atherosclerosis. Curr Mol Pharmacol. 2011; 4(3): 154–166.

34. Rieker RP, et al. Positive inotropic action of insulin on piglet heart. Yale. J. Biol. Med., 1975; 48: 353–360.

35. Bönner G. Hyperinsulinemia, insulin resistance, and hypertension. J Cardiovasc Pharmacol. 1994; 24(Suppl 2): S39–49.

36. Sattar N, et al. Serial metabolic measurements and conversion to type 2 diabetes in the West of Scotland Coronary Prevention Study. Diabetes. 2007; 56(4): 984–991.

37. Kolata G. Skinny and 119 pounds, but with the health hallmarks of obesity. New York Times. 2016 July 22. Available from: https://www.nytimes.com/2016/07/26/health/skinny-fat.html?mcubz=3

第 10 章　錯誤的治療方式：胰島素

1. Geller AI, et al. National estimates of insulin-related hypoglycemia and errors leading to emergency department visits and hospitalizations. JAMA Intern Med. 2014 May; 174(5): 678–686.

2. The Diabetes Control and Complications Trial Research Group. The effect of intensive treatment of diabetes on the development and progression of longterm complications in insulin-dependent diabetes mellitus. N Engl J Med. 1993; 329(14): 977–986.

3. The DCCT/EDIC Study Research Group. Intensive diabetes treatment and cardiovascular disease in patients with type 1 diabetes. N Engl J Med. 2005; 353(25): 2643–2653.

4. Based on data from The Diabetes Control and Complications Trial Research Group. Influence of intensive diabetes treatment on body weight and composition of adults with type 1 diabetes in the Diabetes Control and Complications Trial. Diabetes Care. 2001 Oct; 24(10): 1711–1721.

5. Purnell JQ, et al. The effect of excess weight gain with intensive diabetes treatment on cardiovascular disease risk factors and atherosclerosis in type 1 diabetes: Results from the Diabetes Control and Complications Trial / Epidemiology of Diabetes Interventions and Complications Study (DCCT/EDIC) study. Circulation. 2013 January 15; 127(2): 180–187. doi: 10.1161/CIRCULAT IONAHA.111.077487. Accessed 2017 Jun 6.

6. Muis MJ. High cumulative insulin exposure: a risk factor of atherosclerosis in type 1 diabetes? Atherosclerosis. 2005 Jul; 181(1): 185–192.

7. UK Prospective Diabetes Study (UKPDS) Group. Intensive blood-glucose control with sulphonylureas or insulin compared with conventional treatment and risk of complications in patients with type 2 diabetes (UKPDS 33). Lancet. 1998 Sep 12; 352(9131): 837-53.

8. UK Prospective Diabetes Study (UKPDS) Group. Effect of intensive blood-glucose control with metformin on complications in overweight patients with type 2 diabetes (UKPDS 34). Lancet. 1998 Sep 12; 352(9131): 854-865.

9. Rosen CL, et al. The rosiglitazone story—lessons from an FDA Advisory Committee Meeting. N Engl J Med. 2007; 357(9): 844–846.

10. The ACCOR D Study Group. Effects of intensive glucose lowering in type 2 diabetes. N Engl J Med. 2008 Jun 12; 358(24): 2545–2559.

11. The ADVANCE Collaborative Group. Intensive blood glucose control and vascular outcomes in patients with type 2 diabetes. N Engl J Med. 2008; 358(24): 2560–2572.

12. Duckworth W, et al. Glucose control and vascular complications in veterans with type 2 diabetes. N Engl J Med. 2009; 360(2): 129–139.

13. The OR IGIN Trial Investigators. Basal insulin and cardiovascular and other outcomes in dysglycemia. N Engl J Med. 2012; 367(4): 319–328.

14. The ACCOR D Study Group. Long-term effects of intensive glucose lowering on cardiovascular outcome. N Engl J Med. 2011; 364(9): 818–828; Hayward RA, et al. Follow-up of glycemic control and cardiovascular outcomes in type 2 diabetes. N Engl J Med. 2015; 372(23): 2197–2206; Zoungas S, et al. Follow-up of blood-pressure lowering and glucose control in type 2 diabetes. N Engl J Med. 2014; 371(15): 1392–1406.

15. King P, et al. The UK Prospective Diabetes Study (UKPDS): clinical and therapeutic implications for type 2 diabetes. Br J Clin Pharmacol. 1999; 48(5): 643–648.

16. Soedamah-Muthu SS, et al. Relationship between risk factors and mortality in type 1 diabetic patients in Europe. The EURO DIAB Prospective Complications Study (PCS). Diabetes Care. 2008; 31(7): 1360–1366.

17. Bain SC, et al. Characteristics of type 1 diabetes of over 50 years duration (the Golden Years Cohort). Diabetic Medicine. 2003; 20(10): 808–811.

18. Crofts CAP, et al. Hyperinsulinemia: a unifying theory of chronic disease? Diabesity. 2015; 1(4): 34–43; 41. Meinert CL, et al. A study of the effects of hypoglycemic agents on vascular complications in patients with adult-onset diabetes. II. Mortality results. Diabetes. 1970; 19(Suppl): 789–830.

19. Yudkin JS, et al. Intensified glucose lowering in type 2 diabetes: time for a reappraisal. Diabetologia. 2010 Oct; 53(10): 2079–2085.

20. Pradhan AD, et al. Effects of initiating insulin and metformin on glycemic control and inflammatory biomarkers among patients with type 2 diabetes The LA NCET Randomized Trial. JAMA. 2009; 302(11): 1186–1194; Ridker PM, et al. C-reactive protein and other markers of inflammation in the prediction of cardiovascular disease in women. N Engl J Med. 2000; 342(12): 836–843.

21. Haffner SM, et al. Mortality from coronary heart disease in subjects with type 2 diabetes and in nondiabetic subjects with and without prior myocardial infarction.
N Engl J Med, 1998; 339(4): 229–234.

22. Madonna R, De Caterina R. Prolonged exposure to high insulin impairs the endothelial PI3-kinase/Akt/nitric oxide signalling. Thromb Haemost. 2009; 101(2): 345–350; Okouchi M, et al. High insulin enhances neutrophil transendothelial migration through increasing surface expression of platelet endothelial cell adhesion molecule-1 via activation of mitogen activated protein kinase. Diabetologia.
2002; 45(10): 1449–1456; Pfeifle B, Ditschuneit H. Effect of insulin on growth of cultured human arterial smooth muscle cells. Diabetologia. 1981; 20(2): 155–158; Stout RW, et al. Effect of insulin on the proliferation of cultured primate arterial smooth muscle cells. Circ Res. 1975; 36: 319–327; Iida KT, et al. Insulin up-regulates tumor necrosis factor-alpha production in macrophages through an extracellular-regulated kinase-dependent pathway. J Biol Chem. 2001; 276(35): 32531–32537.

23. Rensing KL. Endothelial insulin receptor expression in human atherosclerotic plaques: linking micro- and macrovascular disease in diabetes? Atherosclerosis.
2012; 222(1): 208–215.

24. Duff GL, McMillan GC. The effect of alloxan diabetes on experimental cholesterol atherosclerosis in the rabbit. J. Exp. Med. 1949; 89(6): 611–630.

25. Selvin E. Glycated hemoglobin, diabetes, and cardiovascular risk in nondiabetic adults. N Engl J Med. 2010; 362(9): 800–811.

26. Currie CJ, Poole CD, et al. Mortality and other important diabetes-related outcomes with insulin vs other antihyperglycemic therapies in type 2 diabetes. J Clin Endocrinol Metab. 2013; 98(2): 668–677.

27. Roumie CL, et al. Association between intensification of metformin treatment with insulin vs sulfonylureas and cardiovascular events and all-cause mortality among patients with diabetes. JAMA. 2014 Jun 11; 311(22): 2288–2296.

28. Currie CJ, Peters JR, et al. Survival as a function of HbA1c in people with type 2 diabetes: a retrospective cohort study. Lancet. 2010; 375(9713): 481–489.

29. Based on data from Gamble JM, et al. Insulin use and increased risk of mortality in type 2 diabetes. Diabetes, Obes Metab. 2010 Jan; 12(1): 47–53.

30. Després JP, et al. Hyperinsulinemia as an independent risk factor for ischemic heart disease. N Engl. J. Med. 1996; 334(15): 952–957.

31. Gamble JM, et al. Insulin use and increased risk of mortality in type 2 diabetes: a cohort study. Diabetes Obes Metab. 2010; 12(1): 47–53.

32. Margolis DJ, et al. Association between serious ischemic cardiac outcomes and medications used to treat diabetes. Pharmacoepidemiol Drug Saf. 2008 Aug; 17(8): 753–759.

33. Colayco DC, et al. A1C and cardiovascular outcomes in type 2 diabetes. Diabetes Care. 2011; 34(1): 77–83; In T2DM, lower HbA1c associated with elevated mortality risk vs moderate HbA1c | ADA. Univadis. 2016 Jun 13. Available from: http://www.univadis.com/viewarticle/in-t2dm-lower-hba1c-associated-with-elevated-mortality-risk-vs-moderate-hba1c-ada-414150. Accessed 2017 Jun 6.

34. Stoekenbroek RM, et al. High daily insulin exposure in patients with type 2 diabetes is associated with increased risk of cardiovascular events. Atherosclerosis. 2015 Jun; 240(2): 318–323.

35. Smooke S, et al. Insulin-treated diabetes is associated with a marked increase in mortality in patients with advanced heart failure. Am Heart J. 2005 Jan; 149(1): 168–174.

36. Johnson JA, Carstensen B, et al. Diabetes and cancer: evaluating the temporal relationship between type 2 diabetes and cancer incidence. Diabetologia. 2012; 55(6): 1607–1618.

37. Johnson JA, Gale EAM, et al. Diabetes, insulin use, and cancer risk: are observational studies part of the solution—or part of the problem? Diabetes. 2010 May; 59(5): 1129–1131.

38. Gunter MJ, Hoover DR, et al. Insulin, insulin-like growth factor-I, and risk of breast cancer in postmenopausal women. J Natl Cancer Inst. 2009; 101(1): 48–60.

39. Gunter MJ, Xie X, et al. Breast cancer risk in metabolically healthy but overweight postmenopausal women. Cancer Res. 2015; 75(2): 270-274.

40. Pal A, et al. PTEN mutations as a cause of constitutive insulin sensitivity and obesity. N Engl J Med. 2012; 367(11): 1002–1011.

41. Yang Y-X, et al. Insulin therapy and colorectal cancer risk among type 2 diabetes mellitus patients. Gastroenterology. 2004; 127(4): 1044–1050.

42. Currie CJ, Poole CD, Gale EA. The influence of glucose-lowering therapies on cancer risk in type 2 diabetes. Diabetologia. 2009; 52(9): 1766–1777.

43. Bowker SL, et al. Increased cancer-related mortality for patients with type 2 diabetes who use sulfonylureas or insulin. Diabetes Care. 2006 Feb; 29(2): 254–258.

第 11 章　錯誤的治療方式：口服降糖藥

1.　Menke A, et al. Prevalence of and trends in diabetes among adults in the United States, 1988–2012. JAMA. 2015; 314(10): 1021–1029.

2.　Garber AJ, et al. Diagnosis and management of prediabetes in the continuum of hyperglycemia—when do the risks of diabetes begin? ACE /AACE Consensus Statement. Endocrine Practice. 2008 Oct; 14(7). Available from: https://www.aace.com/files/ prediabetesconsensus.pdf. Accessed 2017 Jun 6.

3.　Fauber J, et al. The slippery slope: a bittersweet diabetes economy. Medpage Today. 2014 Dec 21. Available from: http://www.medpagetoday.com/Cardiology/Diabetes/49227. Accessed 2017 Jun 6.

4.　American Diabetes Association. Economic costs of diabetes in the U.S. in 2012. Diabetes Care. 2013 Apr; 36(4): 1033–1046.

5.　Palmer E. The top 10 best-selling diabetes drugs of 2013. Fierce Pharma. 2014 Jun 17. Available from: http://www.fiercepharma.com/pharma/top-10-best-sellingdiabetes-drugs-of-2013. Accessed 2017 Jun 6.

6.　Based on data from Bianchi C, Del Prato S. Looking for new pharmacological treatmentsfor type 2 diabetes. Diabetes Voice. 2011 Jun; 56: 28–31. Available from: https://www.idf.org/e-library/diabetes-voice/issues/28-june-2011. html?layout=article&aid=65. Accessed 2017 Jun 14.

7.　The ACCOR D Study Group. Effects of intensive glucose lowering in type 2 diabetes. N Engl J Med. 2008; 358(24); 24: 2545–2559.

8.　Centers for Disease Control and Prevention. Age-adjusted percentage of adults with diabetes using diabetes medication, by type of medication, United States, 1997–2011. 2012 Nov 20. Available from: http://www.cdc.gov/diabetes/statistics/meduse/fig2.htm. Accessed 2017 Jun 6.

9.　Holman RR, et al. 10-year follow-up of intensive glucose control in type 2 diabetes. N Engl J Med. 2008 Oct; 359(15): 1577–1589.

10.　Pantalone KM, et al. Increase in overall mortality risk in patients with type 2 diabetes receiving glipizide, glyburide or glimepiride monotherapy versus metformin: a retrospective analysis. Diabetes Obes Metab. 2012; 14(9): 803–809.

11.　Tzoulaki I. Risk of cardiovascular disease and all cause mortality among patients with type 2 diabetes prescribed oral antidiabetes drugs. BMJ. 2009; 339: b4731.

12.　Simpson SH, et al. Dose-response relation between sulfonylurea drugs and mortality in type 2 diabetes mellitus: a population-based cohort study. CMAJ. 2006; 174(2): 169–174.

13.　Hong J, et al. Effects of metformin versus glipizide on cardiovascular outcomes in patients with type 2 diabetes and coronary artery disease. Diabetes Care. 2013 May; 36(5): 1304–1311.

14. Nissen SE, Wolski K. Effect of rosiglitazone on the risk of myocardial infarction and death from cardiovascular causes. N Engl J Med. 2007; 356(24): 2457–2471.

15. Rosen CL. The rosiglitazone story—lessons from an FDA Advisory Committee Meeting. N Engl J Med. 2007; 357: 844–846.

16. Rosen CL. Revisiting the rosiglitazone story—lessons learned. N Engl J Med. 2010; 363(9): 803–806.

17. Tuccori M, et al. Pioglitazone use and risk of bladder cancer: population based cohort study. BMJ. 2016; 352: i1541.

18. Scirica BM, et al. Saxagliptin and cardiovascular outcomes in patients with type 2 diabetes mellitus. N Engl J Med. 2013 Oct 3; 369(14): 1317–1326.

19. Green JB, et al. Effect of sitagliptin on cardiovascular outcomes in type 2 diabetes. N Engl J Med. 2015 Jul 16; 373(3): 232–242.

20. The world's top selling diabetes drugs. Pharmaceutical-technology.com. 2016 Mar 30. Available from: http://www.pharmaceutical-technology.com/features/featurethe-worlds-top-selling-diabetes-drugs-4852441/. Accessed 2017 Jan 31.

21. Rosenstock J, et al. Dual add-on therapy in type 2 diabetes poorly controlled with metformin monotherapy: a randomized double-blind trial of saxagliptin plus dapagliflozin addition versus single addition of saxagliptin or dapagliflozin to metformin. Diabetes Care. 2015 Mar; 38(3): 376-383.

22. Chilton RC, et al. Effects of empagliflozin on blood pressure and markers of arterial stiffness and vascular resistance in patients with type 2 diabetes. Diabetes Obes Metab. 2015 Dec; 17(12): 1180-1193.

23. Zinman B, et al. Empagliflozin, cardiovascular outcomes, and mortality in type 2 diabetes. N Engl J Med. 2015; 373(22): 2117–2128.

24. Wanner C, et al. Empaglifozin and progression of kidney disease in type 2 diabetes. N Engl J Med. 2016 Jul 28; 375(4): 323–334.

25. Blonde L, et al. Effects of canagliflozin on body weight and body composition in patients with type 2 diabetes over 104 weeks. Postgrad Med. 2016 May; 128(4): 371–380. doi: 10.1080/00325481.2016.1169894. Accessed 2017 Jun 6.

26. Wall JK. Analyst: Lilly's Jardiance diabetes pill could be a $6 billion-a-year blockbuster. Indianapolis Business Journal. 2015 Sep 21. Available from: http://www.ibj. com/blogs/12-the-dose/post/54957-analyst-lillys-jardiance-diabetes-pill-couldbe-a-6-billion-a-year-blockbuster. Accessed 2017 Jun 6.

27. Chiasson JL, et al. Acarbose treatment and the risk of cardiovascular disease and

hypertension in patients with impaired glucose tolerance. JAMA. 2003; 290(4): 486-494.

28. Marso SP et al. Liraglutide and cardiovascular outcomes in type 2 diabetes. N Engl J Med. 2016; 375(4): 311–322.

29. Erpeldinger S, et al. Efficacy and safety of insulin in type 2 diabetes: meta-analysis of randomised controlled trials. BMC Endocr Disord. 2016; 16(1): 39.

30. Palmer SC, et al. Comparison of clinical outcomes and adverse events associated with glucose-lowering drugs in patients with type 2 diabetes. A meta-analysis. JAMA. 2016; 316(3): 313–324.

31. Rodríguez-Gutiérrez R, Montori VM. Glycemic control for patients with type 2 diabetes mellitus: our evolving faith in the face of evidence. Circulation. 2016; 9(5): 504-512.

第 12 章　錯誤的治療方式：低卡飲食與運動

1. Reversing type 2 diabetes starts with ignoring the guidelines. TEDxPerdueU. https://www.youtube.com/watch?v=da1vvigy5tQ. Accessed 2017 Jun 14.

2. Hallberg S, Hamdy O. Before you spend $26,000 on weight loss surgery, do this. The New York Times https://www.nytimes.com/2016/09/11/opinion/sunday/before-you-spend-26000-on-weight-loss-surgery-do-this.html?_r=0. Accessed 2017 Jun 14.

3. Kolata G. Diabetes and your diet: the low-carb debate. The New York Times. 2016 Sep 16. Available from: http://www.nytimes.com/2016/09/16/health/type-2-diabetes-low-carb-diet.html. Accessed 2017 Jun 6.

4. Nutrition recommendations and interventions for diabetes: a position statement of the American Diabetes Association. Diabetes Care. 2008; 31(Suppl 1): S61–S78.

5. TO DAY Study Group. A clinical trial to maintain glycemic control in youth with type 2 diabetes. N Engl J Med. 2012; 366(24): 2247–2256.

6. Hu FB, et al. Dietary fat intake and the risk of coronary heart disease in women. N Engl J Med. 1997; 337(21): 1491–1499.

7. Howard BV, Van Horn L, et al. Low-fat dietary pattern and risk of cardiovascular disease: the Women's Health Initiative Randomized Controlled Dietary Modification Trial. JAMA. 2006 Feb 8; 295(6): 655–666.

8. Howard BV, Manson JE, et al. Low-fat dietary pattern and weight change over 7 years: the Women's Health Initiative Dietary Modification Trial. JAMA. 2006 Jan 4; 295(1): 39–49.

9. Oglesby P, et al. A longitudinal study of coronary heart disease. Circulation. 1963; 28: 20–31; Morris JN, et al. Diet and heart: a postscript. BMJ. 1977; 2(6098): 1307–1314; Yano K, et al. Dietary intake and the risk of coronary heart disease in Japanese men

living in Hawaii. Am J Clin Nutr. 1978; 31(7): 1270–1279; Garcia-Palmieri MR, et al. Relationship of dietary intake to subsequent coronary heart disease incidence: The Puerto Rico Heart Health Program. Am J Clin Nutr. 1980; 33(8): 1818–1827; Shekelle RB, et al. Diet, serum cholesterol, and death from coronary disease: the Western Electric Study. N Engl J Med. 1981; 304(2): 65–70.

10. Mente A, et al. A systematic review of the evidence supporting a causal link between dietary factors and coronary heart disease. Arch Intern Med. 2009; 169(7): 659–669.

11. Wing R, et al. Cardiovascular effects of intensive lifestyle intervention in type 2 diabetes. N Engl J Med. 2013; 369(2): 145–154.

12. Park A. Where dietary-fat guidelines went wrong. Time. 2015 Feb 9. Available from: http://time.com/3702058/dietary-guidelines-fat-wrong/. Accessed 2017 Jun 6.

13. Booth FW, et al. Waging war on physical inactivity: using modern molecular ammunition against an ancient enemy. J Appl Physiol 2002; 93(1): 3–30.

14. O'Gorman DJ, Krook A. Exercise and the treatment of diabetes and obesity. Med Clin N Am. 2011; 95(5): 953–969.

15. O'Gorman DJ, Karlsson HKR, et al. Exercise training increases insulin-stimulated glucose disposal and GLUT4 (SLC2A4) protein content in patients with type 2 diabetes. Diabetologia. 2006; 49(12): 2983–2992.

16. Boulé NG, et al. Effects of exercise on glycemic control and body mass in type 2 diabetes mellitus. JAMA. 2001; 286(10): 1218–1227.

第 13 章　減肥手術的教訓

1. Moore T. Experts urge surgery to cure type-2 diabetes. SkyNews. 2016 May 24. Available from: http://news.sky.com/story/experts-urge-surgery-to-cure-type-2-diabetes-10293295. Accessed 2017 Jun 6.

2. Moshiri M, et al. Evolution of bariatric surgery: a historical perspective. Am J Roentgenol. 2013 Jul; 201(1): W40–48.

3. Rubino F. Medical research: Time to think differently about diabetes. Nature. 2016 May 24. Available from: http://www.nature.com/news/medical-research-timeto-think-differently-about-diabetes-1.19955. Accessed 2017 Jun 6.

4. Kolata G. After weight-loss surgery, a year of joys and disappointments. The New York Times. 2016 Dec 27. Available from: https://www.nytimes.com/2016/12/27/health/bariatric-surgery.html. Accessed 2017 Jun 6.

5. Keidar A, et al. Long-term metabolic effects of laparoscopic sleeve gastrectomy. JAMA Surg. 2015 Nov; 150(11): 1051–1057.

6. Based on data from Schauer PR, et al. Bariatric surgery versus intensive medical therapy in obese patients with diabetes. N Engl J Med. 2012 Apr 26; 366(17): 1567–1576.

7. Schauer PR, et al. Bariatric surgery versus intensive medical therapy in obese patients with diabetes. N Engl J Med. 2012 Apr 26; 366(17): 1567–1576.

8. Inge TH, et al. Weight loss and health status 3 years after bariatric surgery in adolescents. N Engl J Med. 2016; 374(2): 113–123.

9. Pories WJ, et al. Surgical treatment of obesity and its effect on diabetes: 10-y follow-up. Am J Clin Nutr. 1992 Feb; 55(2 Suppl): 582S–585S.

10. American Diabetes Association. Consensus from diabetes organizations worldwide: metabolic surgery recognized as a standard treatment option for type 2 diabetes. 2016 May 24. Available from: http://www.diabetes.org/newsroom/press-releases/2016/consensus-from-diabetes-organizations-worldwide-metabolic-surgery-recognized-as-a-standard-treatment-option-for-type-2-diabetes.
html. Accessed 2017 Jun 6.

11. Klein S, et al. Absence of an effect of liposuction on insulin action and risk factors for coronary heart disease. N Engl J Med. 2004; 350(25): 2549–2557.

12. Hallberg S, Hamdy O. Before you spend $26,000 on weight-loss surgery, do this.
The New York Times. 2016 Sep 10. Available from: https://www.nytimes.com/2016/09/11/opinion/sunday/before-you-spend-26000-on-weight-loss-surgerydo-this.html?_r=0.
Accessed 2017 Jun 6.

第 14 章　減少碳水化合物的飲食

1. Knapton S. Obese three-year-old becomes youngest child diagnosed with Type 2 diabetes. The Telegraph. 2015 Sep 17. Available from: http://www.telegraph.co.uk/news/health/news/11869249/Obese-three-year-old-becomes-youngest-child-diagnosed-with-Type-2-diabetes.html. Accessed 2017 Jun 6.

2. World Health Organization. Global report on diabetes. 2016. Available from: http://www.who.int/diabetes/global-report/en/. Accessed 2017 Jun 6.

3. American Diabetes Association. Standards of medical care in diabetes 2016. Diabetes Care. 2016 Jan; 39(Suppl 1): S25–26.

4. American Diabetes Association. Nutrition recommendations and interventions for diabetes. A position statement of the American Diabetes Association. Diabetes Care. 2008 Jan; 31(Suppl 1): S61–S78.

5. De Lorgeril M, et al. Mediterranean diet, traditional risk factors, and the rate of cardiovascular complications after myocardial infarction: final report of the Lyon Diet

Heart Study. Circulation. 1999; 99(6): 779–785.

6. Mozzafarian D, Rimm EB, et al. Dietary fats, carbohydrate, and progression of coronary atherosclerosis in postmenopausal women. Am J Clin Nutr. 2004; 80(5):1175–1184.

7. Estruch R, et al. Primary prevention of cardiovascular disease with a Mediterranean diet. N Engl J Med. 2013 Apr 4; 368(14): 1279–1290.

8. Hoenselaar R. Further response from Hoenselaar. Br J Nutr. 2012 Sep; 108(5): 939–942.

9. Siri-Tarino PW, et al. Meta-analysis of prospective cohort studies evaluating the association of saturated fat with cardiovascular disease. Am J Clin Nutr. 2010; 91(3); 535–546.

10. Kagan A, et al. Dietary and other risk factors for stroke in Hawaiian Japanese men. 1985; 16(3): 390–396; Gillman MW, et al. Inverse association of dietary fat with development of ischemic stroke in men. JAMA. 1997 Dec 24–31; 278(24): 2145–2150.

11. Based on data from Yamagishi K, et al. Dietary intake of saturated fatty acids and mortality from cardiovascular diseases in Japanese: the Japan Collaborative Cohort Study for Evaluation of Cancer Risk (JACC) study. Am J Clin Nutr. 2009 Oct; 92(4): 759-765. Available from: doi:10.3945/ajcn.2009.29146. Accessed 2017 Jun 6.

12. Hu FB, Stampfer MJ, et al. Frequent nut consumption and risk of coronary heart disease in women: prospective cohort study. BMJ. 1998; 317(7169): 1341–1345.

13. Burr ML. Effects of changes in fat, fish, and fibre intakes on death and myocardial reinfarction: diet and reinfarction trial (DART). Lancet. 1989 Sep 30; 2(8666): 757–756.

14. Mozzaffarian D, Cao H, et al. Trans-palmitoleic acid, metabolic risk factors, and new-onset diabetes in US adults. Ann Intern Med. 2010 December 21; 153(12): 790–799.

15. Liu L, et al. Egg consumption and risk of coronary heart disease and stroke: dose-response meta-analysis of prospective cohort studies. BMJ. 2013 Jan 7; 346: e8539.

16. Shin JY, et al. Egg consumption in relation to risk of cardiovascular disease and diabetes. Am J Clin Nutr. 2013 July; 98(1): 146–159.

17. Masharani U, et al. Metabolic and physiologic effects from consuming a hunter-gatherer (Paleolithic)-type diet in type 2 diabetes. European J Clin Nutr. 2105; 69(8): 944–948.

18. Hu FB, Manson JE, et al. Types of dietary fat and risk of coronary heart disease: a critical review. J Am Coll Nutr. 2001; 20(1): 5–19.

19. Liu S, et al. A prospective study of dietary glycemic load, carbohydrate intake, and risk of coronary heart disease in US women. Am J Clin Nutr. 2000 Jun; 71(6): 1455–1461.

20. Based on data from Liu S, et al. A prospective study of dietary glycemic load, carbohydrate intake, and risk of coronary heart disease in US women. Am J Clin Nutr. 2000 Jun; 71(6): 1455–1461.

21. Ajala O, et al. Systematic review and meta-analysis of different dietary approaches to the

management of type 2 diabetes. Am J Clin Nutr. 2013; 97(3): 505–516.

22. Goday A, et al. Short-term safety, tolerability and efficacy of a very low-calorieketogenic diet interventional weight loss program versus hypocaloric diet in patients with type 2 diabetes mellitus. Nutrition & Diabetes. 2016; 6: e230.

23. Based on data from Cohen E, et al. Statistical review of US macronutrient consumption data, 1965–2011: Americans have been following dietary guidelines, coincident with the rise in obesity. Nutrition. 2015 May; 31(5): 727–732.

24. Centers for Disease Control and Prevention. Trends in intake of energy and macronutrients—United States: 1971 to 2000. JAMA. 2004; 291: 1193–1194.

25. Villegas R, et al. Prospective study of dietary carbohydrates, glycemic index, glycemic load, and incidence of type 2 diabetes mellitus in middle-aged Chinese women. Arch Intern Med. 2007 Nov 26; 167(21): 2310–2316.

26. Based on data from Harvard Medical School. Glycemic index and glycemic load for 100+ foods: measuring carbohydrate effects can help glucose management.
Harvard Health Publications [Internet]. February 2015. Updated 27 August 2015.
Available from: http://www.health.harvard.edu/diseases-and-conditions/glycemic_index_and_glycemic_load_for_100_foods. Accessed 2017 Jun 6.

27. Trowell HC, Burkitt DP. Western diseases: their emergence and prevention. Boston: Harvard University Press; 1981.

28. Lindeberg S, et al. Low serum insulin in traditional Pacific Islanders—the Kitava study. Metabolism. 1999 Oct; 48(10): 1216–1219.

29. Giugliano D, et al. Effects of a Mediterranean-style diet on the need for antihyperglycemic drug therapy in patients with newly diagnosed type 2 diabetes. Ann Int Med. 2009 Sep 1; 151(5): 306–313.

30. Feinman RD, et al. Dietary carbohydrate restriction as the first approach in diabetes management: Critical review and evidence base. Nutrition. 2015; 31(1): 1–13.

31. Banting W. Letter on Corpulence. Available from: http://www.thefitblog.net/ebooks/LetterOnCorpulence/LetteronCorpulence.pdf. Accessed 2017 Jun 6.

32. Unwin DJ, et al. It's the glycaemic response to, not the carbohydrate content of food that matters in diabetes and obesity: The glycaemic index revisited. Journal of Insulin Resistance. 2016; 1(1). Available from: http://www.insulinresistance.org/index.php/jir/article/view/8. Accessed 2017 Jun 14. Used with permission.

33. Hughes T, Davies M. Thousands of diabetics adopt high-protein low-carb diet in backlash against official NHS eating plan. The Daily Mail. 2016 May 31. http://www.dailymail.co.uk/news/article-3617076/Diabetes-patients-defy-NHS-Thousands-rebel-against-guidelines-controlling-condition-diet-low-carbohydrates.

html. Accessed 2017 Jun 12.

34. Hamdy O. Nutrition revolution—the end of the high carbohydrates era for diabetes prevention and management. US Endocrinology. 2014; 10(2): 103–104.

35. Third national health and nutrition examination survey. Medscape J Med. 2008; 10(7): 160.

36. Siri-Tarino PW, et al., Meta-analysis of prospective cohort studies evaluating the association of saturated fat with cardiovascular disease. Am J Clin Nutr. 2010; 91(3): 535–546; Estruch R, et al. Primary prevention of cardiovascular disease with a Mediterranean diet. N Engl J Med. 2013 Apr 4; 368(14): 1279–1290.

第 15 章　間歇性斷食

1. Lingvay I. Rapid improvement of diabetes after gastric bypass surgery: is it the diet or the surgery? Diabetes Care. 2013 Sep; 36(9): 2741–2747.

2. American Diabetes Association. Standards of medical care in diabetes 2016. Diabetes Care. 2016; 39(Suppl 1): S48.

3. Fildes A, et al. Probability of an obese person attaining normal body weight: cohort study using electronic health records. Am J Public Health. 2015; 105(9): e54–e59.

4. Harvie MN, et al. The effects of intermittent or continuous energy restriction on weight loss and metabolic disease risk markers: a randomized trial in young overweight women. Int J Obes (Lond). 2011 May; 35(5): 714–727.

5. Based on data from Harvie MN, et al. The effect of intermittent or continuous energy restriction on weight loss and metabolic disease risk markers: A randomized trial in young overweight women. Int J Obes. 2011 May; 35(5): 714–727.

6. Catenacci VA, et al. A randomized pilot study comparing zero-calorie alternate-day fasting to daily caloric restriction in adults with obesity. Obesity (Silver Spring). 2016 Sep; 24(9): 1874–1883.

7. Johannsen DL, et al. Metabolic slowing with massive weight loss despite preservation of fat-free mass. J Clin Endocrinol Metab. 2012 Jul; 97(7): 2489–2496.

8. Best fast weight-loss diets. U.S. News & World Report. Available from: http:// health. usnews.com/best-diet/best-fast-weight-loss-diets. Accessed 2017 Feb 3.

9. Callahan M. "We're all fat again": More "Biggest Loser" contestants reveal secrets. New York Post. 2015 Jan 25. Available from: http://nypost.com/2015/01/25/wereall-fat-again-more-biggest-loser-contestants-reveal-secrets/. Accessed 2017 Jun 6.

10. Fothergill E, et al. Persistent metabolic adaptation 6 years after "The Biggest Loser" competition. Obesity. 2016; 24(8): 1612–1619.

11. Keys A, et al. The Biology of Human Starvation. 2 vols. St. Paul, MN: University of Minnesota Press; 1950.

12. Zauner C, et al. Resting energy expenditure in short-term starvation is increased as a result of an increase in serum norepinephrine. Am J Clin Nutr. 2000; 71(6): 1511–1515.

13. Heilbronn LK, et al. Alternate-day fasting in nonobese subjects: effects on body weight, body composition, and energy metabolism. Am J Clin Nutr. 2005; 81(1): 69–73.

14. Based on data from Zauner C. Resting energy expenditure in short-term starvation is increased as a result of an increase in serum norepinephrine. Am J Clin Nutr. 2000 Jun; 71(6): 1511–1515.

15. Nuttall FQ, et al. Comparison of a carbohydrate-free diet vs. fasting on plasma glucose, insulin and glucagon in type 2 diabetes. Metabolism. 2015 Feb; 64(2): 253–262.

16. Jackson I, et al. Effect of fasting on glucose and insulin metabolism of obese patients. Lancet. 1969; 293(7589): 285–287.

17. Li G, et al. The long-term effect of lifestyle interventions to prevent diabetes in the China Da Qing Diabetes Prevention Study: A 20-year follow-up study. Lancet. 2008; 371(9626): 1783–1789.

18. Wareham NJ. The long-term benefits of lifestyle interventions for prevention of diabetes. Lancet Diabetes & Endocrinology. 2014 Jun; 2(6): 441—442.

19. Diabetes Prevention Program Research Group. Reduction in the incidence of type 2 diabetes with lifestyle intervention or metformin. N Engl J Med. 2002; 346(6): 393–403.

20. Diabetes Prevention Program Research Group. 10-year follow-up of diabetes incidence and weight loss in the Diabetes Prevention Program Outcomes Study. Lancet. 2009; 374(9702): 1677–1686.

21. Ramachandran A, et al. The Indian Diabetes Prevention Programme shows that lifestyle modification and metformin prevent type 2 diabetes in Asian Indian subjects with impaired glucose tolerance (IDPP-1). Diabetologia. 2006; 49(2): 289–297.

22. Tuomilehto J, et al. Prevention of type 2 diabetes mellitus by changes in lifestyle among subjects with impaired glucose tolerance. N Engl J Med. 2001; 344(18): 1343–1350.

23. Kosaka K, et al. Prevention of type 2 diabetes by lifestyle intervention: a Japanese trial in IGT males. Diabetes Res Clin Pract. 2005; 67(2): 152–162.

後記

1. Fung, Jason. "The Aetiology of Obesity." YouTube. Available from: https://www.youtube.com/watch?v=YpIlomiDMX0.

2. Fung, Jason. "Intensive Dietary Management." Available from: www.IDMprogram.com.

國家圖書館出版品預行編目資料

糖尿病大解密：糖尿病救星【最新修訂版】停止攝取糖分、降
低胰島素，才是成功治癒第2型糖尿病的關鍵 / 傑森・方醫學博
士（Jason fung, MD）◎著；劉又崧◎譯.——修訂一版.——台中
市：晨星，2021.08
　　面；公分.（健康百科；38）
　　譯自：The diabetes code

　　　　ISBN 978-626-7009-62-8（平裝）

　　1.糖尿病　2.健康法

　　415.668　　　　　　　　　　　　　　　　　110013155

健康百科 38	糖尿病救星【最新修訂版】 **糖尿病大解密** 「停止攝取糖分」、「降低胰島素」，才是成功治癒 第 2 型糖尿病的關鍵。

作者	傑森・方醫學博士（Jason fung, MD）
譯者	劉又崧
主編	莊雅琦
文字校對	林孟侃、陳宜蓁、莊雅琦
網路編輯	邱韻臻
排版	林姿秀
封面設計	季曉彤、王大可

創辦人	陳銘民
發行所	晨星出版有限公司 407台中市工業區30路1號1樓 TEL：04-23595820　FAX：04-23550581 行政院新聞局局版台業字第2500號
法律顧問	陳思成律師
初版	西元2018年5月6日
修訂一版	西元2021年8月23日
修訂一版	西元2023年8月28日（三刷）

讀者服務專線	TEL：（02）23672044 /（04）23595819#212
讀者傳真專線	FAX：（02）23635741 /（04）23595493
讀者專用信箱	service@morningstar.com.tw
網路書店	http://www.morningstar.com.tw
郵政劃撥	15060393（知己圖書股份有限公司）
印刷	上好印刷股份有限公司

定價 380 元
ISBN　978-626-7009-62-8

The Diabetes Code © Jason Fung, 2018
First Published by Greystone Books Ltd.
343 Railway Street, Suite 201, Vancouver, B.C. V6A 1A4, Canada
Rights arranged through Peony Literary Agency

Published by Morning Star Publishing Inc.
Printed in Taiwan.

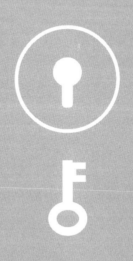

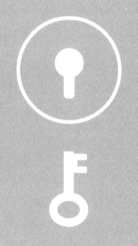